臨床につながる
脳疾患学

岡島康友 編著

医歯薬出版株式会社

編 集
岡島　康友　杏林大学医学部リハビリテーション医学教室 教授

執 筆（執筆順）
岡島　康友　編集に同じ
山田　深　　杏林大学医学部リハビリテーション医学教室 准教授

This book was originally published in Japanese
under the title of :

RINSHOU-NI TSUNAGARU NOUSIKKANGAKU
(Brain Diseases and Injuries focusing on Rehabilitation Practice)

Editor :
OKAJIMA, YASUTOMO
　Professor and Chairman
　Department of Rehabilitation Medicine
　Kyorin University School of Medicine

© 2017 1st ed.

ISHIYAKU PUBLISHERS, INC.
　7-10, Honkomagome 1 chome, Bunkyo-ku,
　Tokyo 113-8612, Japan

序　文

　医学の進歩により，理学療法士，作業療法士，言語聴覚士，看護師等のリハビリテーション（以下リハ）関連職に求められる医学知識は，日々新しくなっている．特に生命に関わる問題，あるいは障害につながりうる問題については，「知らなかった」ではすまされないものがある．リハが離床や運動というリスクを伴う以上，そのような問題にはアンテナを高くして対応しなければならない．それがリハの臨床である．

　「リハは急性期が過ぎて安定してから」という時代は終わり，「発症後あるいは術後，可及的早期から」という時代に確実に入っている．単に長期入院による医療費の問題からだけでなく，早期介入のほうがリハの結果も良いからである．当然のことながら，リハ関連職には急性期の医学的診断，治療，あるいは手術に関する知識も必要になる．もちろん，それは医師や医学生に求められる水準と比べれば広く浅くというスタンスで問題はないが，リハに伴うリスクあるいはリハの帰結に影響する内容では，むしろより深くなければならない．脳疾患学と題しているにもかかわらず，本書がリハ医師によって書かれているのもその点にある．

　本書では，急性期からリハが介入しなければならない代表的な脳の外傷・疾患の病態について，ケースエピソードを通してわかりやすく解説したつもりである．読者の皆さんが各病態をいきいきとしたイメージをもって理解していただくことを目標とした．脳疾患の理解を深め，その知識を臨床現場でも大いに役立てていただければ幸いである．

2017年8月吉日

岡島　康友

臨床につながる　脳疾患学

目次 —contents—

「脳の解剖と機能」の話 ... 2
- 脳解剖の知識が大切なわけ ... 2
- 脳の基本的構造 ... 2
- 脳の横断面 ... 3
- 脳の動脈 ... 5
- MRIの種類 ... 7

本書で取り上げる脳疾患のフローチャート ... 12

01 くも膜下出血 ... 14
- 導入エピソード ... 14
- くも膜下出血とは？ ... 16
- どんな人がなりやすいですか ... 16
- どんな病態ですか ... 16
- どのように診断されますか ... 17
- 治療はどう進められますか ... 17
- 予後はどうですか ... 19
- 渡辺さんのその後 ... 20
- Another Case ... 21

02 視床出血 ▎脳内出血▎ ... 22
- 導入エピソード ... 22
- 視床出血とは？ ... 24
- どんな人がなりやすいですか ... 24
- どんな病態ですか ... 24
- どのように診断されますか ... 25
- 治療はどう進められますか ... 26
- 予後はどうですか ... 27
- 鈴木さんのその後 ... 28
- Another Case ... 29

03 橋出血　若年性海綿状血管腫 ▎脳内出血▎ ... 30
- 導入エピソード ... 30
- 橋出血とは？ ... 32
- どんな人がなりやすいですか ... 32
- どんな病態ですか ... 32
- どのように診断されますか ... 32
- 治療はどう進められますか ... 33
- 予後はどうですか ... 33
- 内田さんのその後 ... 34
- Another Case ... 35

04 アミロイド血管炎性皮質下出血　｜脳内出血｜ ……… 36

導入エピソード …………………………………… 36
アミロイド血管炎性皮質下出血とは？ ………… 38
どんな人がなりやすいですか …………………… 38
どんな病態ですか ………………………………… 38
どのように診断されますか ……………………… 38
治療はどう進められますか ……………………… 38
予後はどうですか ………………………………… 38
小林さんのその後 ………………………………… 40

05 心原性脳塞栓症　｜脳梗塞｜ ……………………… 42

導入エピソード …………………………………… 42
心原性脳塞栓症とは？ …………………………… 44
どんな人がなりやすいですか …………………… 44
どんな病態ですか ………………………………… 44
どのように診断されますか ……………………… 45
治療はどう進められますか ……………………… 46
予後はどうですか ………………………………… 46
橋本さんのその後 ………………………………… 47
Another Case ……………………………………… 49

06 ラクナ梗塞　｜脳梗塞｜ …………………………… 50

導入エピソード …………………………………… 50
ラクナ梗塞とは？ ………………………………… 52
どんな人がなりやすいですか …………………… 52
どんな病態ですか ………………………………… 52
どのように診断されますか ……………………… 54
治療はどう進められますか ……………………… 54
予後はどうですか ………………………………… 54
小沢さんのその後 ………………………………… 55
Another Case ……………………………………… 56

07 アテローム血栓性脳梗塞　｜脳梗塞｜ …………… 58

導入エピソード …………………………………… 58
アテローム血栓性脳梗塞とは？ ………………… 60
どんな人がなりやすいですか …………………… 60
どんな病態ですか ………………………………… 60
どのように診断されますか ……………………… 61
治療はどう進められますか ……………………… 62
予後はどうですか ………………………………… 63
田中さんのその後 ………………………………… 64
Another Case ……………………………………… 65

— contents —

08 慢性硬膜下血腫 66
- 導入エピソード 66
- 慢性硬膜下血腫とは？ 68
- どんな人がなりやすいですか 68
- どんな病態ですか 68
- どのように診断されますか 68
- 治療はどう進められますか 69
- 予後はどうですか 69
- 西島さんのその後 70

09 脳腫瘍 72
- 導入エピソード 72
- 脳腫瘍とは？ 74
- どんな人がなりやすいですか 74
- どんな病態ですか 74
- どのように診断されますか 75
- 治療はどう進められますか 76
- 予後はどうですか 76
- 島田さんのその後 77

10 外傷性脳損傷 78
- 導入エピソード 78
- 外傷性脳損傷とは？ 80
- どんな人がなりやすいですか 80
- どんな病態ですか 80
- どのように診断されますか 81
- 治療はどう進められますか 81
- 予後はどうですか 81
- 高橋さんのその後 83

11 もやもや病 84
- 導入エピソード 84
- もやもや病とは？ 86
- どんな人がなりやすいですか 86
- どんな病態ですか 86
- どのように診断されますか 87
- 治療はどう進められますか 87
- 予後はどうですか 88
- 杉本さんのその後 89
- Another Case 90

12 特発性正常圧水頭症 …………………………………………………………… 92
- 導入エピソード………………………………… 92
- 特発性正常圧水頭症とは？…………………… 94
- どんな人がなりやすいですか………………… 94
- どんな病態ですか……………………………… 94
- どのように診断されますか…………………… 95
- 治療はどう進められますか…………………… 95
- 予後はどうですか……………………………… 96
- 佐藤さんのその後……………………………… 97

コラム目次

01 くも膜下出血
①未破裂動脈瘤 ……………………………… 19

02 視床出血
①脳ヘルニアの症候 ………………………… 25
②視床痛 ……………………………………… 26
③運動学習とCI療法 ………………………… 26
④片麻痺の評価 ……………………………… 27

03 橋出血　若年性海綿状血管腫
①身体障害者手帳 …………………………… 33
②リハビリテーション工学 ………………… 35

04 アミロイド血管炎性皮質化出血
①半側空間無視 ……………………………… 39
②地域包括ケア ……………………………… 39

05 心原性塞栓症
①失語症 ……………………………………… 44
②血栓溶解療法 ……………………………… 45
③機能的自立度評価法（FIM）とは ……… 48

06 ラクナ梗塞
①椎骨動脈解離のリスクとリハビリテーション ……………………………………… 52
②不顕性誤嚥 ………………………………… 54

07 アテローム血栓性脳梗塞
①脳梗塞の前兆としての一過性脳虚血発作 …… 61
②抗血小板剤二剤併用療法 ………………… 62
③Trousseau（トルーソー）症候群 ………… 63

08 慢性硬膜下血腫
①治療可能な認知症 ………………………… 68
②易転倒の評価 ……………………………… 69

09 脳腫瘍
①症候性てんかん …………………………… 75
②がんリハビリテーション ………………… 76

10 外傷性脳損傷
①高次脳機能障害リハビリテーション …… 82
②高次脳機能障害患者友の会 ……………… 83

11 もやもや病
①若年性脳梗塞 ……………………………… 86

12 特発性正常圧水頭症
①認知症の治療 ……………………………… 96

索引　99

【表紙・本文デザイン】サンビジネス
【導入エピソードイラスト】川野郁代

＊本書の導入エピソードで登場する患者さんは，すべて仮名です．

「脳の解剖と機能」の話

脳解剖の知識が大切なわけ

　医療従事者は，画像情報から患者さんの病態像をイメージすることが多くあります．なかでも中枢神経疾患，とくに脳卒中はその最たるものです．病名だけの情報ではどんな病巣なのか想像ができませんが，病巣の種類と大きさ，位置などの情報を目にして，初めて患者さんのいきいきとしたイメージが形成されます．

　骨折後のリハビリテーション（以下リハ）といえば，骨折部のレントゲン写真を見なければ安心してリハを始めることはできません．呼吸リハでは胸部写真，心臓リハでは心電図や冠動脈を見たいと思うのは当然のことです．これと同様に，脳疾患では脳の画像を見ることがリハ開始の第1歩となります．

　「この患者さんは心原性脳塞栓症だが，梗塞に陥った領域は中心前回の小さな部分だけだったので手の単麻痺しか起こらなかった．回復も期待しやすい」，「この患者さんは被殻出血であるが，出血巣は内包にかかっていて，だから麻痺は重度で回復も期待しにくい」，「正常圧水頭症と診断されているが，脳室拡大に加えて皮質萎縮による脳溝拡大も目立っている．認知症はそれを反映している可能性が高く，シャント術の効果は期待しにくい」といった具合です．病名や機能障害・活動制限だけの情報に画像を加えることで，個別の特徴をより適切に表現できるのです．

　わが国では従来，リハは急性期を脱して専門施設に転院してから行うという流れがあり，転院先のスタッフが手元にない画像へ関心をもつことはあまりありませんでした．画像より麻痺や半側無視の類型・重症度といったことに焦点が当てられてきたわけです．しかし，それではリハを科学的にとらえることは困難です．

　発症時の脳画像に立ち返って転院後の症状をみると，その後の回復についても情報が得られます．決して難しいことではありません．

　脳の画像は，見慣れるとパターン認識できます．同じような病巣でも，患者さんによって症状の回復が違うものです．そんなとき，画像のどこが違うのだろうかと思うようになれば，リハスタッフとしての目に磨きがかかります．その意味でも，脳の解剖知識やCT・MRIの画像，その部位の機能を頭に入れておくことは基本になります．

脳の基本的構造

　中枢神経は，おおまかに大脳，小脳，中脳，橋，延髄，脊髄に区分できます．中脳，橋，延髄を合わせて脳幹と呼びますが，とくに延髄は呼吸中枢が位置する生命維持に欠かせない部位です．脳幹の背部には小脳があり，脳幹と連結しています．

　一方，図1のように，大脳は前頭葉，側頭葉，頭頂葉，後頭葉から構成されます．側頭葉はシルビウス裂で前頭葉と頭頂葉から隔てられ，前

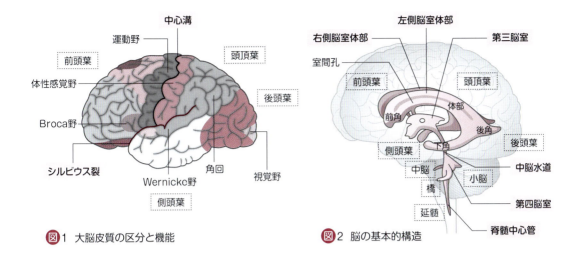

図1 大脳皮質の区分と機能

図2 脳の基本的構造

頭葉と頭頂葉は中心溝で隔てられています．シルビウス裂は大きな裂け目ですから一目瞭然ですが，中心溝は他の脳溝と同じような溝なので区別は簡単ではありません．後述しますが，MRI（4頁，図3A）の頭頂部で帯状溝縁部を見つけて，そのやや前方で逆Ω型をした溝として見つけることができます．

前頭葉には中心溝手前の運動野，頭頂葉には中心溝後ろの感覚野，後頭葉には視覚野があります．脳は形の上では左右ほぼ対称ですが，機能は左右で異なります．その代表が言語です．人口の90％は右利きと言われますが，右利き者の95％は左半球に，左利きでもその60〜70％は左半球に言語中枢があります．また右半球に言語中枢がある場合でも，その半分では左半球にも同時に中枢は存在すると言われています．いずれにしても，言語の優位半球側の前頭葉には運動性失語に関係するBroca野，側頭葉には感覚性失語と関係するWernicke野があります．一方，劣位半球のとくに角回を中心に頭頂葉には空間認知の中枢があり，これが傷害されると半側空間無視という症状が起こります．右半球が劣位半球のことがほとんどですので，傷害によって左半側空間無視が生じます．

脳の横断面

CTやMRIのような画像診断では，通常は横断面が示されます．ですから横断面を見て，それがどのレベルの横断面で，脳のどの部分が写っているかを理解しなければなりません．

そこで目安になるのが，まず脳室です．図2のように上方から左右の側脳室，両者をつなぐ中央の第三脳室，そこから中脳水道を経て，橋・延髄に接する第四脳室，最後が脊髄の中心管となります．側脳室は大脳の横断面で目立つ一番大きな脳室ですが，左右対称に前角，体部，後角，下角から構成されます．

図3はMRIの画像です．頭頂部の【断面A】は側脳室が映らない最上位で，前頭葉と頭頂葉皮質が描出されます．その境界が中心溝ですが，まず大脳縦裂のやや後方で左右対称に"深く短く"えぐれた溝を探します．それが帯状溝縁部です．そこから脳回1つ分の幅を空けて前方で逆Ω様の形をした溝を探します．これが中心溝ですが，中心溝に接して前方の峰が中心前回，後方が中心後回になります．

中心前回は中心後回よりも幅が広いことも中心溝を見つけるときには役立つ所見です．中

「脳の解剖と機能」の話

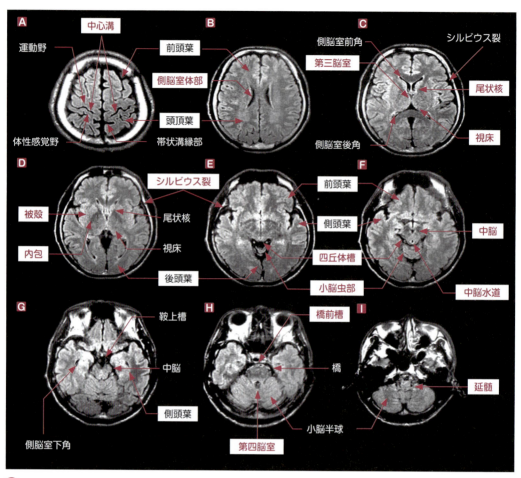

図3 脳の横断面と脳室・脳槽（MRI）

心前回は運動野，中心後回は体性感覚野ですが，ともに体部位再現性があり，逆Ωの部分は手の運動・感覚に，大脳裂寄りの部分は下肢に対応します．この逆Ωの部位の傷害では手の単麻痺が起こりますが，頸椎症性根傷害や後骨間神経麻痺の症状に似ており誤診しやすいので注意が必要です．

【断面B】では両側の側脳室体部が描出されています．側脳室体部の外側の前頭葉・頭頂葉皮質下は放線冠と呼ばれます．運動・感覚神経の束が通っていて，小さな病巣でも麻痺や感覚障害を起こす場所があります．

【断面C，D】では側脳室の前角と後角，中央に第三脳室が切り出されます．前角の後外側に接するのが尾状核，第三脳室の外側に接するのが体性感覚の中枢である視床です．尾状核と視床の外側には大脳皮質と脳幹・脊髄などをつなぐ神経の束が通る内包があります．とくに内包後脚では前寄りに上肢，後ろ寄りに下肢の運動神経が通る錐体路が位置していますので，傷害によって片麻痺を生じます．内包の外側は被殻と呼ばれる灰白質で，高血圧性脳内出血でもっとも頻度の高い出血部位です．これらの位置関係を模式図にしたのが図4です．

【断面D】ではシルビウス裂が鮮明に写し出されていますが，優位半球では前頭葉側が

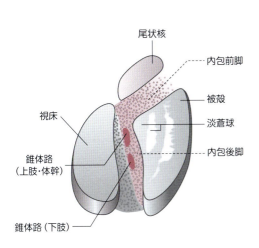

図4 基底核周辺の構造

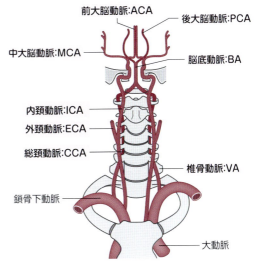

図5 内頸動脈と脳底動脈系の起始と分岐

Broca野，側頭葉側がWernicke野です．

【断面E，F】では小脳虫部と前方に接して四丘体槽，そしてその前方に中脳が位置します．くも膜下出血ではしばしば四丘体槽に血液が貯留します．中脳の中心を通っているのが中脳水道です．中脳の腹側に位置する大脳脚には錐体路，外側には感覚を担う内側毛帯と脊髄視床路，内側には動眼神経核があります．【断面G】は中脳下丘レベルですが前頭葉は眼窩面，側頭葉も底部が写し出されています．【断面H】は橋を中心に背側は小脳と接して第四脳室，腹側は橋前槽になります．脳神経としては三叉神経核や顔面神経核があります．錐体路は中脳同様に腹側に位置します．

【断面I】では小脳半球とその前方に小さく映し出されているのが延髄です．延髄は迷走神経や舌咽神経，舌下神経の核が位置しています．また，ここでは錐体路が左右交差しますので，延髄より上の脳幹傷害の多くでは，交叉性片麻痺，つまり傷害側の脳神経障害と反対側の片麻痺を生じることになります．

脳の動脈

頭へ向かう動脈には，鎖骨下動脈から分岐する左右の総頸動脈と頸椎を昇る左右の椎骨動脈の2つがあります．総頸動脈は頭蓋の外頸動脈（external carotid artery；ECA）と頭蓋内を走る内頸動脈（internal carotid artery；ICA）に分かれます（図5）．内頸動脈は前頭葉，頭頂葉，側頭葉の脳表外面を広く走る中大脳動脈（middle cerebral artery；MCA）と脳梁に沿って内側の脳表を走る前大脳動脈（anterior cerebral artery；ACA）に分かれます（図6）．

一方，図7のように椎骨動脈（vertebral artery；VA）は後下小脳動脈（posterior inferior cerebellar artery；PICA「パイカ」）の分枝を出した後に，左右が合流して1本の脳底動脈（basilar artery；BA）になります．脳底動脈からは左右に順番に前下小脳動脈（anterior inferior cerebellar artery；AICA「アイカ」），数本の橋枝，上小脳動脈（superior

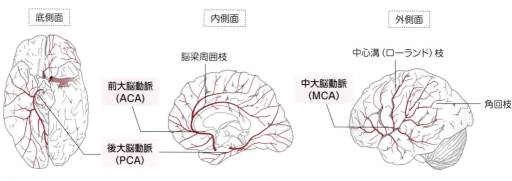

図6 大脳動脈の大脳表面での走行

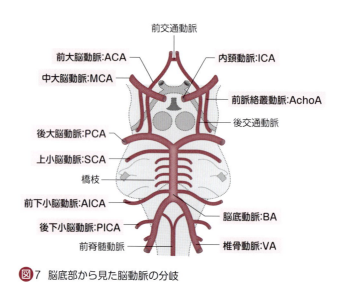

図7 脳底部から見た脳動脈の分岐

cerebellar artery；SCA)を分枝して，最後は左右の後大脳動脈(posterior cerebral artery；PCA)になります．PICAは延髄と小脳の下位，AICA，SCAはその上部の小脳を還流します．PCAは側頭葉底部の脳表から後頭葉に至ります．なお，左右のACA，MCA，PCAは前後の交通動脈で連結して1つの輪を形成し，血流の補充ができる構造になっています．この輪をウィリス動脈輪と呼びます．

ACA，MCA，PCAは図8にように還流域が異なります．脳の動脈が詰まれば，その先の還流領域に梗塞が起こります．逆に梗塞の部位と広がりを見れば，詰まった動脈がわかるわけで，還流域は脳梗塞の基本知識の一つになります．各大脳動脈とも脳表を這うように走行していますが，部位によっては脳実質を貫く細い穿通枝を出しています．主要な穿通枝としては，MCAでは基底核を貫くレンズ核線条体動脈(lenticulostriate artery；LSA)，ACAでは尾状核を還流するHeubner(ホイブナー)動脈，PCAでは視床穿通枝と視床膝状体動脈があり，基底核周辺を還流します．また直接ICAから分岐する穿通枝には前脈絡叢動脈(anterior choroidal artery；AchoA「アン

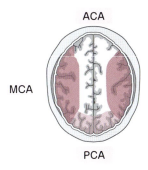
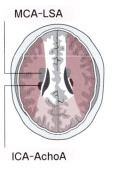
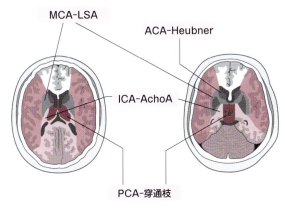
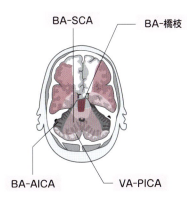

図8 主要脳動脈の還流域

コロ」）があり，これらの穿通枝の還流域は基底核周辺に集中しています．なお，脳内出血の多くは高血圧で破綻しやすい細い穿通枝動脈が原因になるので，それ以外の部位で出血が起これば高血圧性出血以外の病態を考えなければならないということで，脳内出血の診断にも還流域の知識は役立ちます．

MRIの種類

CT（computed tomography）画像は馴染みがありますが，これはX線吸収率を水0，空気−1000，骨は概ね1000として相対的に画像化したもので，通常の骨やカルシウムを白く，水に近い性質の部分を黒く表します．

MRI（magnetic resonance imaging，核磁気共鳴画像）ではX線は用いません．磁石によって静磁場をつくり，そこに置いた人体に対してプロトンの共鳴周波数の電磁波を照射し，人体から発せられるMR信号をコイルで検知して画像化します．画像を決めるのは水と脂肪ですが，一般に水分の多い組織ではT1強調画像が低信号で黒く，T2強調画像が高信号で白く見えます．また，脂肪はT1＞T2強調画像で高信号，水分の少ない結合織はT1・T2強調画像ともに低信号になります．つまり，T1強調画像はCT画像と類似する画像になります（図9A）．一方，T2強調画像はT1強調画像を反転

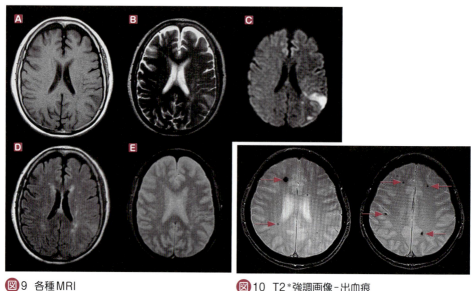

図9 各種MRI
A.T1強調画像，B.T2強調画像，C.拡散強調画像（DWI），D.FLAIR画像，E.T2*強調画像

図10 T2*強調画像−出血痕

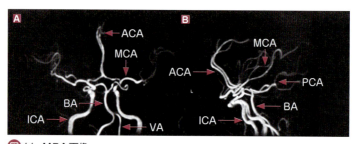

図11 MRA画像
A.正面像，B.側面像

したような画像です（図9B）．

脳梗塞急性期などでは，細胞が浮腫に陥って細胞外空間が狭まり水の拡散能が減少します．この拡散能減少をとらえるのが拡散強調画像（diffusion weighted image；DWI）で，発症後数時間の超急性期の脳梗塞を描出できます（図9C）．一方，T2強調画像に似ていますが，脳室との境界や脳表面の病変の検出に有用なのがFLAIR（fluid attenuated inversion recovery）画像です（図9D）．脳梗塞病巣では，亜急性期以降でFLAIR画像は高信号を示します．すなわち，DWIで高信号の急性期脳梗塞でもFLAIR画像でも高信号として写っていれば，急性期は過ぎていると判断できます．MRIでヘム鉄，すなわち時間の経った出血をみるのがT2*（T2スター）強調画像です（図9E）．細かな出血痕（microbleeds）なども黒い低信号スポットとして鮮やかに描出されます（図10）．

MRA（magnetic resonance angiography，磁気共鳴血管造影）は，血流を画像化するもので

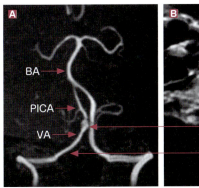
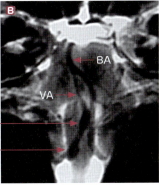

図12　椎骨動脈瘤のMRA画像（A）とBPAS画像（B）

す（正面像：図11A，側面像：図11B）．単に血管の走行や途絶をみるだけでなく，血管の内壁の不整・狭窄なども映し出します．心原性塞栓症による血流途絶，そして再開通，またアテローム血栓性脳梗塞におけるICAやMCAの狭窄・閉塞を診るのに必須の画像です．

　椎骨脳底動脈系は内頸動脈系に比べて細く，MRAでは血管が閉塞しているのかもともと細い（低形成）のか，あるいは血管壁が解離（動脈解離）して細く見えているのかを判別しにくいことがしばしばあります（図12A）．そういったときに撮られるのがBPAS（basiparallel anatomic scanning）「ビーパス」です（図12B）．MRAは血流を見ているのに対して，BPASは血管の外観を画像化したものになります．図12Aは右椎骨動脈瘤例のMRA画像ですが，PICA分岐部前の椎骨動脈の一部が紡錘状になっているのがわかります．図12BのBPAS画像では同部位の近位から動脈が太く膨らんだ低信号（黒）域として見られ，MRA画像では動脈解離によって血管の内腔が狭く見えている可能性を示唆しています．最終確定診断はカテーテルから動脈に造影剤を注入して行う血管造影検査（digital subtraction angiography；DSA）でなされます．

（岡島康友）

01	くも膜下出血
02	視床出血　**脳内出血**
03	橋出血　若年性海綿状血管腫　**脳内出血**
04	アミロイド血管炎性皮質下出血　**脳内出血**
05	心原性脳塞栓症　**脳梗塞**
06	ラクナ梗塞　**脳梗塞**
07	アテローム血栓性脳梗塞　**脳梗塞**
08	慢性硬膜下血腫
09	脳腫瘍
10	外傷性脳損傷
11	もやもや病
12	特発性正常圧水頭症

本書で取り上げる

脳疾患のフローチャート

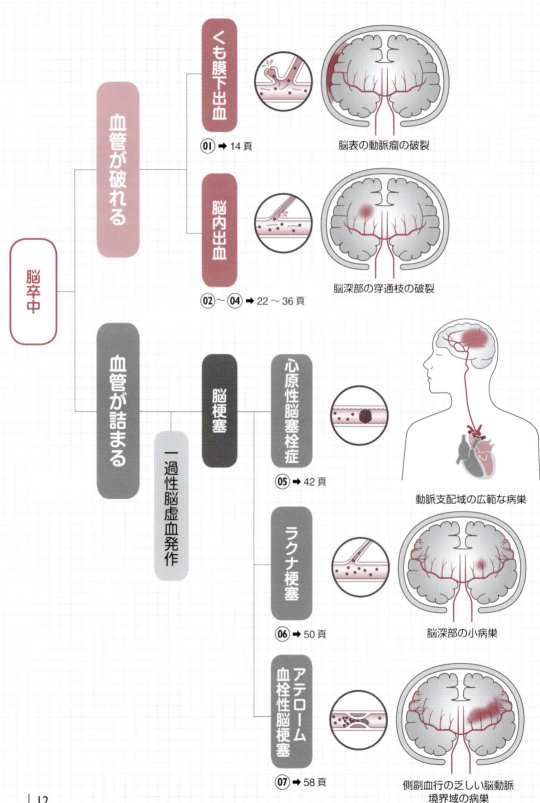

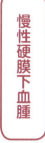
⑧ ➡ 66 頁

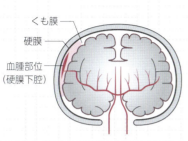
転倒など軽微な頭部打撲傷後の緩徐な発症が特徴的

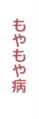
⑪ ➡ 84 頁

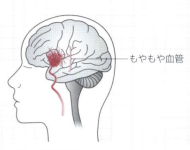
内頚動脈高位での狭窄・閉塞所見

⑨ ➡ 72 頁

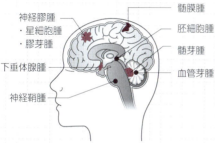
脳動脈還流域に一致しない病巣
＊腫瘍の発生する部位は，必ずしも図に示した部分とは限らない

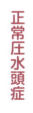
⑫ ➡ 92 頁

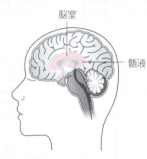
脳溝拡大を伴わない脳室の拡大

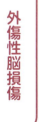
⑩ ➡ 78 頁

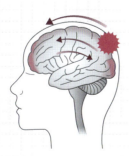
ごく軽微な病巣しか認めない高次脳機能障害

　脳疾患患者のリハ診察・評価を始めるにあたり，まずチェックすべきは脳画像である．たとえば，脳卒中では梗塞なのか出血なのか，どの動脈が起源でその原因は何か，さらには，急変がありえる状態なのか，そして傷害部位はどのような症状を起こしうるのか，といった思考過程である．

01 くも膜下出血

　渡辺 恵さん(仮名)は54歳の専業主婦です．これまで定期的な検診を受けてこなかったため，高血圧があることを自覚していませんでした．ある日の午後，部屋の掃除をしていると，突然にひどい頭痛に襲われ，立っていることができなくなりました．携帯電話で連絡を受けた夫は1時間後に心配して帰宅しましたが，すでに渡辺さんの意識はもうろうとしていて受け答えができない状況でした．

　直ちに近くにある大学病院に救急搬送され，頭部CT（図1A）を撮ってもらったところ，医師から画像を見せられ，「脳の表面と頭蓋骨の間で脳側の隙間に血液が充満して白く写っています．くも膜下出血と言いますが命に関わる重大な出血です」と言われ，出血部位確認のために直ちに脳血管造影検査（図1B）に連れて行かれました．

　主治医から，「左の左内頸動脈の分岐部に動脈瘤というコブが見つかりました．ここからの出血のようです．頭蓋骨を開けて，動脈瘤の首にクリップを掛けて再出血を止めなければなりません」と手術の同意が求められました．

　その後，手術は成功しましたが，術後に「くも膜下にこびり付いた血液が多かったため洗い流しましたが，血管攣縮といって動脈が細くなり脳梗塞を併発するリスクが高い状況にあります」と説明されました．

　すぐにリハビリが始まりましたが，ベッド上で手足を動かすだけで，術後4日目にようやくベッドを起こす許可が出されました．幸い脳梗塞を併発することはなく，意識も改善して会話が成立するようになりました．起き上がり・立ち上がり練習も始まり，

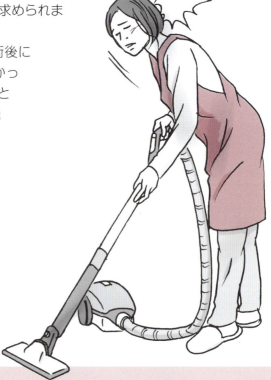

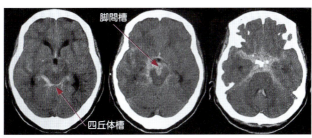

A CT画像

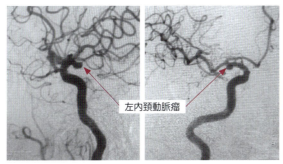

B DSA画像

図1 渡辺さんの入院時CT（A）とDSA（B）画像

術後8日目には支えられれば歩行器で歩けるようになりました．ただ，見当識はまだ不良のままで，また1人で歩くことはできないため，術後2週目に回復期リハ病院に転院となりました．

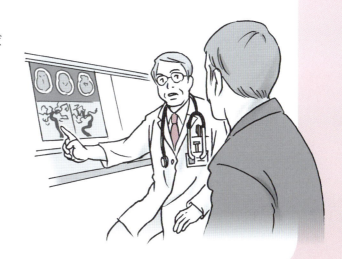

くも膜下出血とは？

どんな人がなりやすいですか

くも膜下出血(subarachnoid hemorrhage；SAH)の7～8割は脳動脈瘤(cerebral aneurysm)が原因です．ただ，脳動脈瘤は100人に2～4人と高頻度で見つかりますが，くも膜下出血の発症は10,000人に1人ですから，多くは破裂しないで無症状で終わるということになります．くも膜下出血の発症リスク要因としては，喫煙と高血圧，大量飲酒があります．一方，脳動脈瘤は遺伝的素因が関与していて，家系内にくも膜下出血の人がいれば発症リスクは高くなります．また，男性より女性に多くみられます．

どんな病態ですか

脳は頭蓋骨に保護されていますが，脳実質を覆っているのが軟膜，頭蓋骨内面を覆っているのが硬膜，硬膜の直下で脳表を走る脳動脈を覆っているのがくも膜です．したがって，動脈が破裂すれば出血はくも膜下に広がることになります．くも膜下腔は脳のどこにでもあるわけですが，そのスペースが広がるところは脳槽(図2)と呼ばれ，特に脳幹部で大きく広がっており血液が貯まりやすい構造になっています．脳表面の動脈分岐部で動脈壁が脆弱な部位が，コブのように膨らんで生じるのが動脈瘤ですが，これが多くのくも膜下出血の出血源になります．

脳動脈瘤が発生する部位は血管の分岐部で，前交通動脈，内頚動脈，中大脳動脈が3大好発部位です(図3)．くも膜下腔に血液が広がると頭痛や項部硬直などの髄膜刺激症状が起こりますが，大量になると急激な頭蓋内圧亢進による症状として，悪心嘔吐や意識障害が生じます．

なお，くも膜下出血の原因には動脈瘤以外

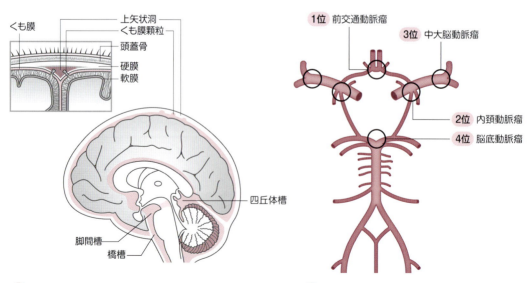

図2 脳槽の構造

図3 脳動脈瘤の好発部位

に，頻度は1割以下ですが脳動静脈奇形や高血圧性脳内出血も含まれます．

 どのように診断されますか

突然の悪心嘔吐，頭痛に加えて，髄膜刺激症状，すなわち項部硬直，羞明感，そしてKernig徴候/Brudzinski徴候（図4），あるいは意識障害が起これば，くも膜下出血を疑います．なお動脈瘤の場合は，部位によっては破裂前に近傍の神経を圧迫したり，少量の血液が漏れて一過性の頭痛，眼痛や複視などの前兆を認めることもあります．

確定診断はCT画像で脳幹周囲の脳槽やシルビウス裂，脳溝に血液の層を見いださせれば容易です．しかし，血液が少量で確定できない場合には，慎重に腰椎穿刺して血性髄液またはキサントクロミー（透明橙黄色化）を証明することで診断します．次にやらなければいけないことは，出血原因と部位の探索です．三次元CT脳血管造影(3D-CTA)や血管造影検査(digital subtraction angiography；DSA)で動脈瘤を発見しなければなりません．脳動静脈奇形など他にくも膜下出血を起こしうる原因も鑑別しなければなりません．原因が見つかれば緊急の外科治療の検討に入ります．

 治療はどう進められますか

くも膜下出血の外科治療の主目的は続発する再出血の予防です．開頭して動脈瘤の首にクリップを掛けるクリッピング術（図5A）が確実ですが，クリップを掛けられない部位の

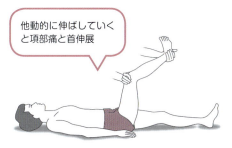

A Kernig徴候

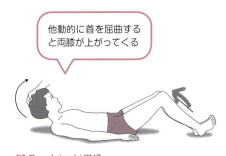

B Brudzinski徴候

図4 Kernig徴候（A）とBrudzinski徴候（B）

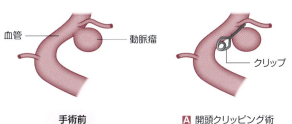

手術前　　A 開頭クリッピング術

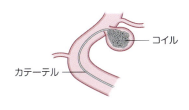

B カテーテルコイル塞栓術

図5 脳動脈瘤のクリッピング術（A）とコイル塞栓術（B）

動脈瘤(図6A)もありますし，高齢者で開頭術が躊躇される例もあります．そうした例には四肢の動脈からカテーテルを入れて動脈瘤内にコイルを詰め込むコイル塞栓術が行われます(図5B)．留置されたコイルによって動脈瘤内で血液が固まって瘤の破裂を防ぐわけです(図6B)．

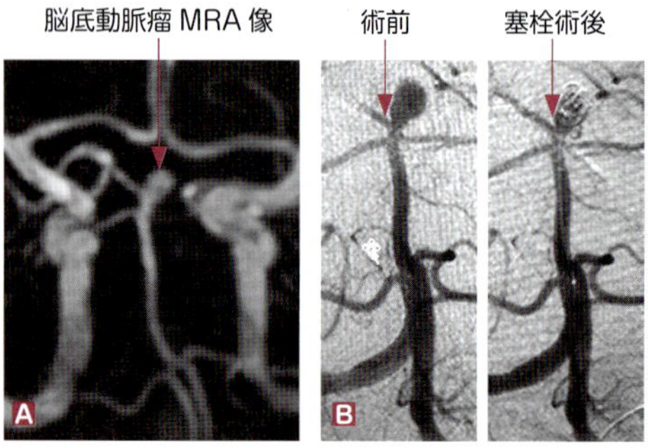

開頭減圧術の適応はHunt & Kosnik分類(表1)，WFNS分類(表2)で決めます．重度の意識障害や明らかな神経脱落症状がある例は術中死亡率が高く，手術はなされません．発症後も，数日から1〜2週までは血管攣縮による脳梗塞のリスクがあります．それを予測するのが出血量でFisher分類(表3)が参考にされます．予防のためにカルシウム拮抗薬などの薬物とともに，点滴の量を調節するな

図6 脳底動脈先端部動脈瘤(A)のコイル塞栓術(B)

表1 Hunt & Kosnik分類

	絶対的手術適応
0度	非破裂動脈瘤(術中死亡率＝0％)
Ⅰ度	症状なし〜軽度頭痛：項部硬直あり(0〜5％)
Ⅱ度	高度頭痛：脳神経症状以外の症状はなし(10％)
	相対的手術適応
Ⅲ度	傾眠：Focal signあり(20％)
	手術非適応
Ⅳ度	昏睡：早期除脳硬直(50％)
Ⅴ度	昏睡：末期除脳硬直(＞80％)

表2 WFNS(World Federation of Neurological Surgeons)分類

	絶対的手術適応
Ⅰ度	GCS 15
Ⅱ度	14〜13：片麻痺・失語症などの神経症状なし
	相対的手術適応
Ⅲ度	14〜13：神経症状を伴う(髄膜刺激症状や動眼神経麻痺などは含めない)
Ⅳ度	12〜7
	手術非適応
Ⅴ度	6〜3

表3 Fisher分類

Ⅰ度	CTでは出血なし（血管攣縮発生率30％）
Ⅱ度	くも膜下腔にびまん性に1mm以内の薄い出血あり（40％）
Ⅲ度	くも膜下腔にびまん性に1mm以上の厚い出血あり（100％）
Ⅳ度	くも膜下出血は軽度で脳内あるいは脳室内の血腫を伴うもの（40％）

どして，血流を維持しようとしますが，決定的な治療はありません．この時期には頭を上げたり，座位をとったり，離床することが血流を減少させる要因と考えられるので，臥床のままでリハを進めます．

くも膜下腔は髄液の循環通路でもありますが，ここに血液が残ると髄液の吸収が滞って水頭症を起こします．通常は1カ月以上経ってゆっくり起こります．くも膜下出血後の水頭症は続発性正常圧水頭症（normal pressure hydrocephalus；NPH）に分類され，症状として歩行障害，認知障害，尿失禁の3徴が有名です．脳室や脊髄腔から髄液を排出するためにプラスチック製の管を留置するシャント術（95頁，図3参照）がなされます．

 予後はどうですか

動脈瘤によるくも膜下出血の約35％は初回の出血で死に至り，15％は再出血や血管攣縮によって数週以内に死に至ります．また，救命されても血管攣縮による脳梗塞後遺症として麻痺や失語症などの高次脳機能障害が残ることが多く，完治例は全体の20％程度と言われます．

（岡島康友）

 未破裂動脈瘤

最近は脳ドックなどで偶然に未破裂脳動脈瘤が見つけられることが多くなっています．脳動脈瘤の出血リスクは大きさと形に依存します．大きさが径7mm以上，ごつごつした形態のもの（滑らかな球状のものは低リスク）は要注意です．それでも，すぐに破裂するわけではありませんし，外科治療自体による合併症のリスクもあるわけですから，破裂リスクを見極めて治療することになります．一方，発症要因となる喫煙，高血圧，大量飲酒はコントロール可能ですので，生活習慣を改めることや降圧剤の内服はくも膜下出血でも大切になります．

渡辺さんの その後

　リハ病院に転院した渡辺さんですが，夫は渡辺さんが1人で歩き，身の回りのことができるようになることを期待しています．転院後，最初の1カ月の経過はよかったのですが，しだいに歩きは小刻みになってバランスが悪く，歩行の介助量はむしろ増える状況が起こってきました．CT検査の結果，「くも膜下出血後にはよくあることですが，水頭症を起こしているようです」とのことで，治療のために元の病院へ戻ることになりました．

　元の主治医から「溜まった髄液をお腹に管で誘導するシャント手術を予定しますのでご了承ください」と言われました．夫としては入院当初に聞いていなかった話なので驚きましたが，終わってみると簡単な手術で，その後はリハビリも順調で，物につかまって歩けるようになりました．家事はできませんが，自分の身の回りのことは1人でできるようになり，自宅復帰をしました．

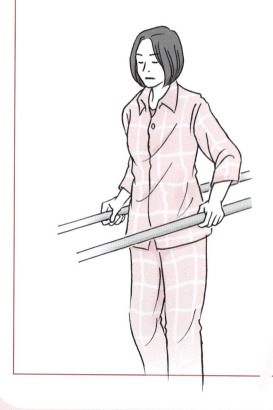

Another Case

　渡辺さんのように意識障害が一過性で脳梗塞を合併しなければくも膜下出血の予後は比較的よいのですが，脳梗塞を起こせば後遺障害として麻痺や高次脳機能障害に悩まされ，介護支援も必要になりますし，意識障害が遷延すれば経管栄養で全介助の臥床生活を余儀なくされます．そうなれば，家族に褥瘡予防，胃瘻や経鼻胃管の管理，また喀痰吸引など肺炎予防のための指導が必要になり，家族指導がリハのポイントとなります．

02 視床出血

▎脳内出血▎

　52歳の鈴木浩一さん（仮名）は会社の技術職で，パートで働いている奥さんと大学生の次男の3人で暮らしています．会社の検診で高血圧を指摘されていましたが，仕事が忙しく通院をしていませんでした．ある朝，通勤途中で突然の頭痛とともに右手足に力が入らなくなってしまいました．さらに立てなくなってしまい，救急車で近くの総合病院に搬送されました．

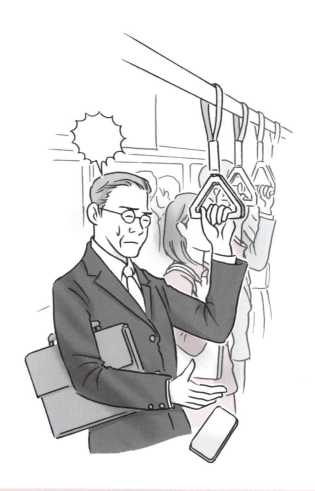

CTでは左の視床に出血をみとめ，一部は脳室へ穿破していました（図1A）．奥さんが病院に到着する頃には意識はもうろうとなっていて会話ができない状態でした．医師からは，「出血が大きくなれば，脳ヘルニアを起こして命にかかわる事態もありえます．今は血圧を降下させて出血が拡大しないようにするだけです」と言われました．また，「脳室内に血液が破れ出ていているので，後になって血液が髄液の通り道を塞いでしまい，水頭症になる可能性もあります．そのときは髄液の通り道を作るシャント手術をしますのでご了承ください」と説明されました．しかし，脳ヘルニアも水頭症も起こすことなく，その後は意識ははっきりしたまま経過しCT上の血腫後も徐々に吸収されていきました（図1B）．
　発症後2週目には腕を持ち上げて手を握れるまでになり，介助してもらえば歩けるようになりました．ただ，右手足の皮膚感覚は悪く，また口周囲のしびれが強い状態でした．このままでは通勤も困難ですので，復職を目指し，回復期リハ病院に転院することになりました．

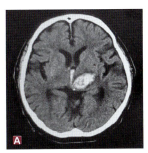 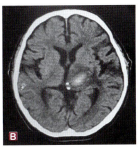

図1　鈴木さんの発症時(A)および1週目(B)のCT画像

脳内出血
視床出血とは？

どんな人がなりやすいですか

　脳梗塞と比較して若い年齢層に起こるのが脳内出血(intracerebral hemorrhage；ICH)ですが，被殻出血(putaminal ICH)，視床出血(thalamic ICH)，尾状核出血，橋出血，小脳出血など細い穿通枝からの出血(図2)が多く，高血圧が大半の原因となります．頻度は被殻(40％)，視床(35％)，皮質下(10％)，橋(5％)，小脳(5％)，その他(5％)と，被殻と視床で7割を占めます．

　かつて，わが国の脳卒中の多くは脳内出血でしたが，高血圧の内科治療が浸透したこともあり，1960〜1970年代には激減し，脳梗塞がとって代わりました．ただし，最近では被殻出血の発症率は低下する一方，視床出血の発症率はやや増加傾向にあるとも言われています．

どんな病態ですか

　脳内出血には高血圧以外に，脳動脈瘤，脳動静脈奇形の破綻，脳外傷，腫瘍内出血，白血病等の血液疾患が原因になります．基底核に散在する微小出血(microbleeds)は高血圧による小動脈壊死に由来すると言われていますが(図3)，これが大きな出血を起こし，症状を伴う被殻や視床出血になるとも考えられています．なお，被殻出血では無症候で経過する例も多いことが知られ，偶然に病院でCTを撮ったら，古い被殻出血の痕があると言われたが，思い当たるエピソードがないと

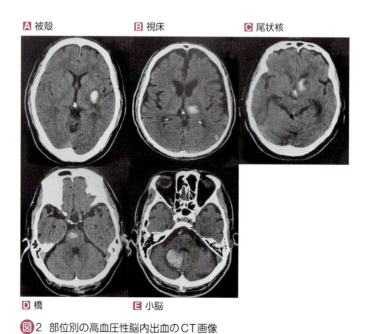

図2　部位別の高血圧性脳内出血のCT画像

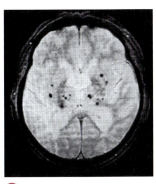

図3 基底核部の微小出血の MRI T2*画像

いった具合です．

 どのように診断されますか

急性の頭痛や嘔吐とともに，麻痺などの神経脱落症候を伴う場合にCTを撮ります．高血圧性脳内出血に典型的な部位，すなわち被殻，視床，橋，小脳虫部に出血を認めれば，診断は容易です．通常は穿通枝動脈の1カ所から

コラム 1 **脳ヘルニアの症候**

脳ヘルニアの進行（図A）は瞳孔の大きさと対光反射，人形の目反応，すなわち頭を他動的に回旋した時の眼球の運動，そして呼吸状態で判定します．頭蓋骨内は大脳鎌と小脳テントで仕切られていますので，テント上の病巣では側頭葉内側面が大脳鎌に，そして次にテント下へと押し付けられます．動眼神経とともに瞳孔へ至る副交感神経も圧迫されますので，病巣側では瞳孔が散大して，対光反射が減弱・消失します．

一側性に除皮質硬直肢位（図B）もみられることがあります．さらに下方へ逸脱し中脳・橋が圧迫されると，両側性に対光反射は消失し，人形の目反応も障害され始めます．加えて除脳硬直肢位（図C）や，持続性の過換気状態（図D）が起こります．さらに橋・延髄が圧迫されれば，浅い不規則な失調性呼吸（図E）がみられるようになります．なお，テント下のスペースは小さいので小さな病巣でも容易に橋・延髄を圧迫するヘルニアを起こすので緊急に対応しなければなりません．

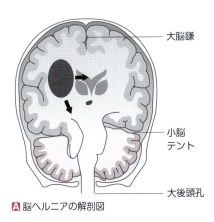

A 脳ヘルニアの解剖図

図 脳ヘルニアの進行

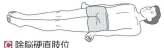

B 除皮質硬直肢位

C 除脳硬直肢位

D 持続性の過換気状態

E 浅い不規則な失調性呼吸

の出血ですので出血巣は均一な密度で濃淡はなく，形は丸みを帯びます．少し時間が経つと出血周囲は浮腫のためにCTでは低濃度，すなわち黒くなります．不均一で不定形な出血巣や非典型な部位の出血では脳動静脈奇形，海綿状血管腫などの血管奇形や脳腫瘍，あるいは出血性梗塞なども考慮してMRIや血管造影を行い，診断を詰めます．なお，視床や尾状核の出血は脳室へ穿破しやすく，穿破するとしばしば意識障害を発症します．

治療はどう進められますか

高血圧性脳内出血では，保存的治療が基本になります．基本は出血による浮腫対策で高張グリセロールやマンニトールを点滴投与します．高血圧例では血圧上昇による出血拡大を予防するために，降圧薬の点滴投与も行います．また，脳動静脈奇形や脳腫瘍が原因の場合には，再出血を考慮して，手術可能な部位であれば血腫とともに病巣を摘出することも検討します．

脳は頭蓋骨に囲まれた閉鎖空間にあります．その中に出血が起これば，最終的には脳幹部が大後頭孔から押し出されることになります．これが大後頭孔ヘルニア（小脳扁桃ヘルニア）ですが，脳幹，とくに延髄には呼吸中枢もありますので，このヘルニアは生命に関わる緊急事態を起こしているといえます．ですから，出血が大きく，脳ヘルニアの徴候

コラム 2 視床痛

視床外側の比較的小さな病巣では，発症後数週を過ぎて感覚が改善してくると，感覚鈍麻の状態にもかかわらず自発痛，疼痛過敏が起こることがあります．これを視床痛と呼びますが，出血，梗塞ともに起こりえます．視床の病巣では口と手の核が近接していることから，同時に口囲のしびれも訴えます．

コラム 3 運動学習とCI療法

麻痺などの障害のリハの本質は運動学習の過程にあると言われます．運動学習には小脳を首座とする巧緻運動学習，基底核・補足運動野の強化学習（賞賛などの報酬によって強化される運動学習），そして大脳皮質における教師なし学習（多様な運動の中で頻度の高い運動が選択される学習）の3種類があります．歩行やADLを改善するための通常の練習では強化学習が起こるのに対して，麻痺手の使用練習では教師なし学習が主体をなすと言われています．CI療法（constraint-induced therapy）は健常上肢を使えないようにして，日常生活での麻痺手使用を促すリハですが，慢性期の片麻痺でも麻痺改善が起こることが米国多施設研究で証明されたこともあって注目されるようになりました．

があれば，緊急に開頭減圧術を行うことになります．一方，出血は大きくなくても，脳室に出血が穿破すると，凝血が髄液の通路を塞いで水頭症を起こすことがあります．そうなれば，溜まっていく髄液で脳室は膨らみ，やはりヘルニアを起こします．先手を打って髄液を抜くための脳室ドレナージ術を行う必要があります．

予後はどうですか

生命予後を決めるのは脳ヘルニアだけでなく，合併症，とくに誤嚥性肺炎や深部静脈血栓症/肺塞栓症も影響します．脳ヘルニアは出血の大きさ，テント下病巣，急性水頭症例で起こりやすいのは前述したとおりです．誤嚥性肺炎，深部静脈血栓症，褥瘡はベッド上での看護やリハの問題になります．除圧のための頻回の体位変換，早期からの体位排痰，他動的可動域運動，正しいポジショニングが合併症を予防します．重症度を決めるもっとも重要な因子は意識障害です．脳室穿破を伴う大きな出血では，麻痺に加え，意識障害が必発ですので，介護生活を余儀なくされることになります．

（岡島康友）

片麻痺の評価

片麻痺の評価にはいろいろなものがあります．片麻痺には筋力低下と運動コントロールの2つの面があるので，徒手筋力テスト（Manual Muscle Test；MMT）による評価は不適当と言われていますが，それでも欧米ではMMTやMMT同等のMotricity Indexが使われています．わが国では筋力があっても正しく動かせなくては意味がないという立場で，筋力ではなく，コントロールを重視した評価法を使う傾向があります．Brunnstrom Recovery Stage（BRS）やFugl-Meyer Assessment（FMA）です．コントロールに影響する因子は，重度麻痺例においては痙縮，軽い例では巧緻性の評価が含まれています．一方，筋力とコントロールを同等に評価しようとしているのが，SIAS（Stroke Impairment Assessment Scale）です．また，最近のCI療法の流れの中，麻痺改善を定量的にとらえるのに有用な評価として紹介されたWolf Motor Function Test（WMFT）もわが国で使われるようになっています．このように多くの評価があるということは正解がないということの裏返しといえるでしょう．

鈴木さんの その後

　回復期リハ病院に転院した鈴木さんですが，利き手は右で物はかろうじて掴めるのですが，手が開けないので，思うように使えない状況でした．デスクワークはできそうなので，手作業がない職場に配置転換を希望することにして，その職場の仕事に対応するためのリハビリを行うことになりました．

　麻痺手は指を曲げようとすると手首も曲がってしまいます．そこで手関節を固定するスプリントを作って，それをつけながら手を使うリハビリを行うことになりました．手指伸展筋の随意収縮の微弱な筋電を検知して，その筋電の大きさに比例した強さの電気で指の伸筋を刺激することで，自分の意思で指を開くことができる機器（随意運動介助型電気刺激装置）を使いました．これによって手で物を掴んだり離したりができようになりましたので，日常でも麻痺手を少しずつ使う努力をしました．

　右足にはプラスチック短下肢装具を作製してもらい，歩行練習を始めました．入院リハ3カ月後には装具と杖で屋外や階段も歩けるようになり，麻痺手もキーボードが打てるようになりました．会社の人事課と相談の結果，肢体不自由による身体障害者手帳2級を申請して，障害者雇用促進法の適用下での復職を目指すことになりました．

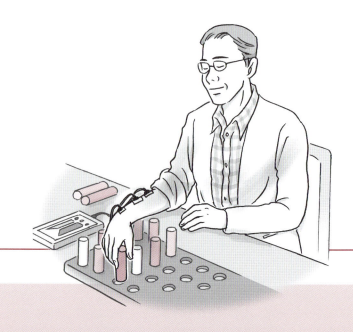

Another Case

　鈴木さんは比較的若く，出血も小さかったため社会復帰ができましたが，高齢者ではしばしば出血量が多く，脳室に穿破して水頭症も併発します（図4）．脳ヘルニアは起こさなくても，意識障害は遷延して，ベッド上の介護生活となることもあります．介護のために必要な基本事項は，水分と栄養補給，排泄と陰部清拭，肺炎・褥瘡予防のための知識と技術です．

　奥さんだけの介護力では難しいため，訪問看護や介護保険サービスも利用することになります．また奥さん自身の休養も大切ですので，施設に短期間預かってもらうレスパイト・ケア・サービスを利用することも計画に入れる必要があります．

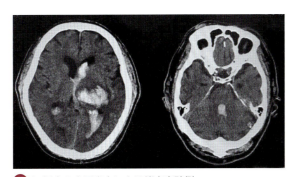

図4　視床の大量出血による脳室穿破例

03 橋出血
若年性海綿状血管腫

■脳内出血■

　35歳の内田裕子さん（仮名）は，IT関連企業に勤務する会社員です．
　ある朝，自分の唇がしびれていることに気が付きました．意識はしっかりしていて，話すことも，物を飲み込むことも特に問題はありません．手や足にしびれた感覚はなく，動かしにくさや歩きにくさもありませんでしたが，祖父が脳卒中で亡くなっていたことを思い出して心配になり，近所の脳神経外科を受診しました．CT検査（図1）で脳出血と診断され，すぐさま市立病院を紹介されて入院することになりました．
　市立病院でMRI検査を行った結果，主治医からは「脳の中の"橋"という部分にできた海綿状血管腫から出血している」と言われました．海綿状血管腫は血管が異常に増殖してできた腫瘍で，悪性ではないが脳出血の原因になるとのことです．症状は数日で軽快し，自宅に退院して当面は定期的に画像検査をして経過を追っていくことになりました．
　それからちょうど1年が過ぎようとしたある日，職場での会議中に突然，物が二重に見え，呂律が回らなくなってしまいました．すぐさま同僚に救急

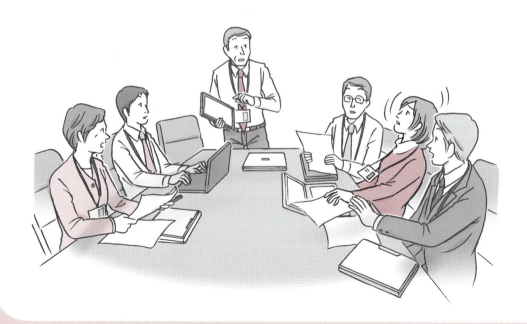

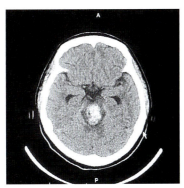

図1　内田さんの入院時CT画像

　車を呼んでもらい，市立病院に搬送されて検査を受けると，海綿状血管腫から再び出血しているとのことです．入院して経過を見ることになりましたが，しだいに症状はひどくなり，手足の震えもみられるようになってきました．出血の量も増えているとのことで，主治医から手術で血管腫を摘出することを提案されました．手術はかなりリスクの高い手術になるそうです．

■脳内出血■
橋出血とは？

どんな人がなりやすいですか

　橋出血はいわゆる脳幹出血の1つで，その他の部位の脳内出血と同様に高血圧症を背景とするものや，内田さんのように海綿状血管腫などが原因となって生じる場合があります．脳幹出血は40～50歳代の比較的若い人に見られやすいのですが，中でも海綿状血管腫による出血は20～30歳代の若い女性に好発します．海綿状血管腫は大脳など脳幹以外の部分にもできますが，特に脳幹部の海綿状血管腫は出血が再発しやすいと言われています．

どんな病態ですか

　中脳と延髄の間に位置する橋（図2）は，腹側に錐体路，そして脳神経核が，背側に覚醒を司どる網様体，および感覚上行路が存在しています．橋の広範な出血は致命的となり，意識が障害されると生命予後が不良です．橋の腹側に出血すると四肢の運動障害をきたし，血腫が小脳方向へ伸展すると失調症状がみられます．

　橋には三叉神経，外転神経，顔面神経，聴神経の神経核が存在しており，橋出血ではこれらの神経に障害をきたします．外転神経が障害されると眼球が横に動かなくなるので，物が二重に見える複視を生じます．なお，脳底動脈系の障害によって生じる橋の梗塞でも運動麻痺や眼球運動障害，失調症状などがみられます．

どのように診断されますか

　橋出血の多くは基本的にCTで診断することができます．血腫はCT画像で高吸収域として描写されます．海綿状血管腫からの出血であるかどうかの診断はMRI（図3）が有用です．高信号域と低信号域が混在する病変が特徴的です．T2*強調画像では，出血病変が低信号域として認められます．他に血管造影検査なども行われます．

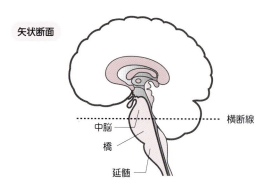
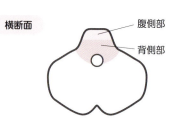

図2　橋の腹側と背側

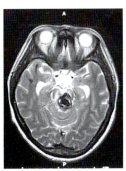
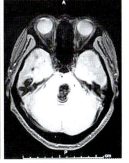

A T2強調画像　　B T2*強調画像

図3　橋海綿状血管腫のMRI

治療はどう進められますか

橋出血に対しては，出血巣が拡大しないように血圧を下げるための降圧療法が行われます．小脳出血や被殻出血では開頭手術によって血腫を取り除く手術が適用となる場合もありますが，脳幹部は深部に存在するために外科的に血腫を取り除くような手術は基本的には困難であり，通常は保存的に加療されます．ただし，出血を繰り返す海綿状血管腫などに対しては，内田さんのように手術が行われることもあります．橋の海綿状血管腫を摘出する場合はリスクが高く，神経核や神経線維が集中しているので術後に後遺症が残ったり，場合によっては致命的な合併症を生じたりすることもありうるため，手術を行うかどうかは慎重に判断されます．

予後はどうですか

橋出血の予後は血腫の量や伸展によってさまざまで，症状も多彩です．後遺症がないものから，重篤な場合は致命的となったり，重度の障害を残したりする場合もあります．

（山田　深）

コラム 1　身体障害者手帳

　身体障害者手帳は身体障害者福祉法に定められた範囲の障害程度に応じて交付され，所持することによって障害者の自立と社会生活を促進するさまざまなサービスを受けることができます．障害の等級や所得などに応じて，税金の減免や公共料金の割引，医療費の助成，補装具の助成などのサービスが用意されていますが，具体的な内容は自治体によっても異なります．認定を受けるためには，身体障害者福祉法第15条に規定される指定医の診断を受けることが必要です．身体障害者手帳にはさまざまな障害の範囲が規定されていますが，脳卒中と主に関連するものは肢体不自由，音声機能・言語機能またはそしゃく機能の障害などになります．脳卒中の場合は，手帳を取得するためには原則として発症してから6カ月以上が経過していることが必要です（ただし，麻痺が重篤あるいは高齢者などの場合は，発症後3〜4カ月で症状が固定していれば認定を受けることができます）．身体障害者手帳を所持していると，就職の際に障害者雇用促進法に規定される障害者枠での採用の対象となり，雇用の支援を受けることができます．

内田さんの その後

　内田さんは術後に構音障害と複視，さらに左半身に失調症状が残り，手術の翌日からリハが開始されました．バランスをとる練習，上肢の機能訓練，歩行訓練などを行い，術後3週目には回復期リハ病院に転院してリハを継続しました．

　発症してから4カ月で自宅に退院することになりましたが，杖なしでの歩行は困難で，屋外の移動は車椅子が必要です．構音障害と複視の症状も残存して長時間の事務作業は困難な状況でした．半年間休職していましたが，会社への復職は困難で，結果的に会社を退職することになりました．身体障害者手帳を取得して，就業支援を受けることを考えています．

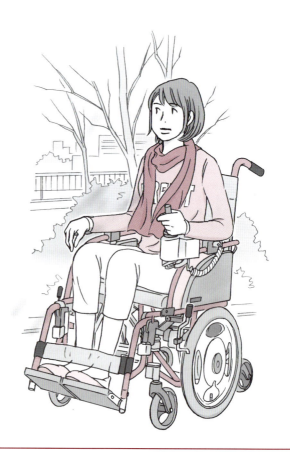

Another Case

　橋の腹側が障害されると，大脳皮質の働きは保たれているにもかかわらず四肢が麻痺して言葉も発せられなくなるので，症状が重篤な場合は意思を伝える手段がなくなってしまいます．このような状態は閉じ込め症候群(locked-in症候群)と呼ばれ，橋出血や脳底動脈閉塞による脳梗塞などでみられます．典型的には感覚は保たれるとされています．閉じ込め症候群に対しては，残された眼球運動や瞬きをセンサーで感知してスイッチを操作するような機器を利用し，外部とコミュニケーションをとり，身の回りの環境を制御する方法を検討します．具体的なリハとしては，音声ガイドを聞きながら，モニタに順次表示される内容を選択して文章を入力したり，テレビやエアコン，照明機器などを操作する練習を行います．

コラム 2　リハビリテーション工学

　リハ工学とは，工学的アプローチによってリハにおけるさまざまな問題の解決を図る学問です．閉じ込め症候群のようなケースでは，情報の入出力や生活環境の構築，移動手段の確保など，医療とリハ工学の連携が不可欠です．リハ工学はこのような障害者における生活のサポートから機能障害に対する治療(ロボット，電気刺激療法など)まで，さまざまな場面でリハの臨床，研究に役立っています．

■脳内出血■

04 アミロイド血管炎性皮質下出血

　小林豊子さん（仮名）は82歳の女性で，1年ほど前から物忘れがあり，認知症の疑いがあると言われていました．既往には高血圧も糖尿病もありません．夫とは10年前に死別し，長女家族と生活していました．生来，健康で外出好きです．

　ある朝，突然，長女に「目がおかしい」と言い出し，少し様子をみると歩けなくなっており，問いかけにも意味不明の言葉が返ってきました．長女がびっくりして救急車を呼び，近くの総合病院に搬送されました．

　頭部CTを撮ってもらったところ，右の後頭葉〜頭頂葉，左の前頭葉の2カ所に皮質下出血が見つかり（図1A），そのまま入院となりました．主治医からは「高血圧は指摘されていないですし，実際，入院時の血圧も脳出血を起こすほど高くはありません．原因は脳の血管にアミロイドという老化物質が蓄積したことによる出血と思われます．再発しやすく，多発性に起こる出血です」と言われました．

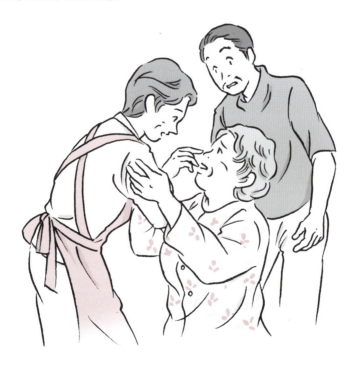

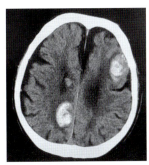
A CT画像

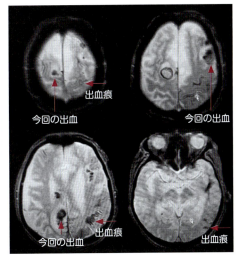
B T2*強調画像

図1 小林さんの入院時CT（A）とMRI（B）

　入院翌日にもう一度CTを撮って出血の拡大がないことを確かめてから離床が許可され，リハが始まりました．麻痺や感覚障害はないようでしたが，言葉の障害があるようで物の名前が思い浮かばず，いらいらしていました．また，左側が見えてない様子でしたので，長女が主治医に質問したところ，「小林さんは目が悪いわけではありません．見ている物の左側を無視する左半側空間無視という症状です．本人が自覚しにくい症状なので家族の理解が重要です」と説明されました．それからは安全のため付き添って歩くようにしました．

　なお，入院以来，見当識が悪く，夜間せん妄も起こるようになっていました．夜間はおむつを着けていますが，長女は主治医から「夜間，起き上がって頭を打ったりしたら大変なので，体をベッドに縛っていいですか？」と同意を求められました．

脳内出血
アミロイド血管炎性皮質下出血とは？

 ### どんな人がなりやすいですか

 皮質下出血の多くは高齢者が占めます．各頭葉の皮質下に起こります(図2)．特に，高血圧を伴わない皮質下出血はアミロイド血管炎(アンギオパチー)によるものが多く，頭頂葉～後頭葉に起こりやすい特徴があります．

 ### どんな病態ですか

 アミロイド血管炎は皮質，皮質下，髄膜の中小血管壁へのアミロイドβの沈着が原因で起こります．血管が脆弱化し，出血を繰り返すのがアミロイド血管炎性皮質下出血です．アミロイドβが関係する病態には，他にアルツハイマー病があります．脳内でアミロイドβが凝集して老人斑(アミロイド斑)を形成し，やがて神経細胞が壊死に陥ることで認知症が進行する病気です．アミロイド血管炎性皮質下出血でも認知症が先行，あるいは進行性に悪化することもしばしばあります．

 ### どのように診断されますか

 高齢者で頭頂葉～後頭葉皮質下に出血を認めれば，アミロイド血管炎性を疑います．髄膜のアミロイド血管症ではしばしば脳表に限局する無症候の小さな出血を伴いますので，皮質下に多発する陳旧性の出血痕を見つければ，ほぼ確定できます．出血痕は小さくてもT2*強調画像で低信号域として映し出すことができます(図1B)．

 ### 治療はどう進められますか

 血腫が大きく，意識障害を伴う場合は手術が検討されます．最近の傾向として侵襲の少ない内視鏡手術が好まれますが，脳ヘルニアなど生命にかかわる病態に発展すれば，減圧しなければいけませんので大きく開頭されます．
 保存的治療の要点は高血圧性脳内出血と同様に，脳浮腫対策，血圧管理です．

 ### 予後はどうですか

 アミロイド血管炎性皮質下出血は再発を繰り返す出血です．皮質症状，すなわち高次脳機能が障害されやすいわけですから，麻痺などの身体症状は軽微でも，日常生活上の問題

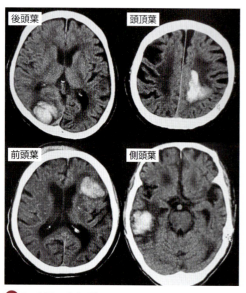

図2 皮質下出血が起こる頭葉

は多いのが通例です．アルツハイマー型認知症が併存すれば出血再発の有無にかかわらず症状が進行するので，予後は不良といえます．

なお，皮質の損傷を反映して，症候性てんかんが合併しやすいのも難しい点です．

（岡島康友）

半側空間無視

半側空間無視（半側空間失認，unilateral spatial neglect；USN）は高次脳機能障害の1つで，主として右頭頂葉の傷害により起こります．目に見える対象物の左側を無視する症状ですが，半盲とは違って見えないわけではなく，注意が向かないという症状です．

図のように，食事ではテーブル左側の皿に手をつけなかったり，右側に置かれた皿でも皿の左側の食べ物を残すなどがみられます（A）．車椅子で動くときも左側にぶつかってしまいます（B）．物差しの「真ん中はどこですか？」と聞くと，患者から見て左を無視するので右に偏ってしまいます（C）．花の絵を書いてもらうと左側が欠けます（D）．

外界を正しく認識できないので，ADL全般に支障をきたします．重症例では体が傾いて座位を保てなくなります．注意喚起によって無視の程度が軽減できる軽症例では，視覚だけでなく，体の皮膚感覚や聴覚刺激を用いて，無視側の注意喚起（cueing）をするリハを行います．

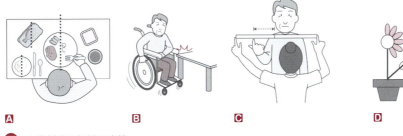

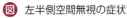
図　左半側空間無視の症状

地域包括ケア

わが国では超高齢社会を迎え，医療費，介護費用が膨張し続けていることが問題になっています．大都市部では人口は横ばいですが，75歳以上の後期高齢者が急速に増えており，人口の減少に悩む地方の町村部以上に問題が深刻化しています．健康保険や福祉資源が限界に達していることもあり，厚生労働省は医療と介護の垣根を取り払うこと，ボランティアや地域住民の自助・互助活動を促すことなどの地域包括ケアシステム構想を立てています．

リハでは従来，急性期，回復期，維持期（生活期）という区分で考えて，その時期に適したリハを提供してきましたが，今後は維持期の患者でも歩行機能改善や認知症対応などの臨機応変なリハが求められることになるでしょう．

> アミロイド血管炎性
> 皮質下出血

小林さんの その後

　小林さんは入院して10日が経ちましたが，左半側空間無視は少し良くなったようで，物にあまりぶつからないで動けるようになりました．一方，失見当識と夜間せん妄は残ったままで，昼間でもおむつが必要になってしまいました．家族に同じ質問を何度も繰り返し，また「看護師さんにお金を盗まれた」などと言うようになり，認知症は悪化しています．病院という環境のせいかもしれないということで，週末に1日試験外泊をしてみましたが，夜間不穏はおさまらず，家族は「このままで帰って来られたら，私達は疲れ果ててしまって共倒れになります」と途方に暮れた様子です．

　そこで，とりあえず老人保健施設に入所して経過をみることにしました．介護保険サービスをアレンジしてもらったうえで，自宅に戻る予定です．

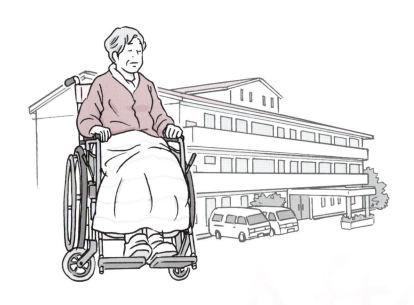

After

MEMO

05 心原性脳塞栓症

■脳梗塞■

　70歳の橋本 滋さん(仮名)は教員を定年退職したあと，地域教育のボランティア活動に参加するなど活動的な日々を過ごしていました．高血圧症があるため，かかりつけの病院で処方された降圧剤を内服しています．若い頃はタバコを吸っていましたが，60歳で不整脈を指摘されてからはタバコを止めました．不整脈については，特に薬は服用していませんでした．

　ある日の夜，橋本さんは夕食後に奥さんとテレビを見ていました．橋本さんがトイレに立ち，居間から出て行った直後にドスンという音がしたため，奥さんが様子を見に行くと，橋本さんは床に倒れていました．呼びかけると視線を合わせて何かを訴えようとするものの，声を発することができません．また右側の手足の動きが悪く，立ち上がることもできません．すぐさま救急車を要請し，大学病院に搬送されました．

　MRI(図1)を撮ってもらったところ，脳梗塞と診断されました．「不整脈が原因で心臓にできた血の塊が脳に飛んで血管が詰まり，左側の脳に血が届かなくなっています．脳梗塞を起こしており，血の塊を注射によって溶かす治療やカテーテルによる治療を検討します」とのことでした．

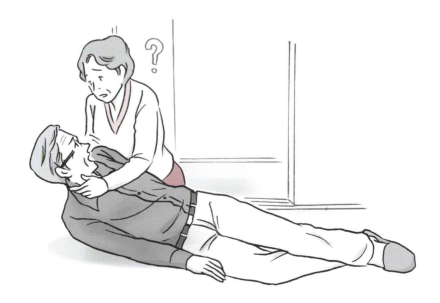

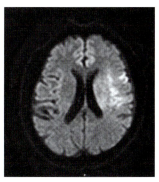 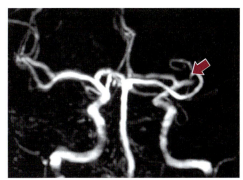

Ⓐ MRI 拡散強調画像：左中大脳動脈領域が高信号となっている．

Ⓑ MRA画像：左中大脳動脈が途絶している．

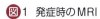

図1 発症時のMRI

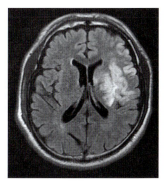 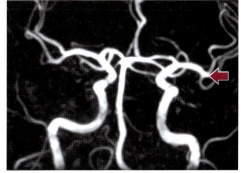

Ⓐ MRI FLAIR画像

Ⓑ MRA画像：図1Bと比べると，左中大脳動脈領域が再開通していることがわかる．

図2 翌日のMRIとMRA

　医師から治療に伴う合併症の説明を受けた後，rt-PAという薬を投与され，すぐさま続いて血管撮影，血管内治療が行われました．治療が終わったあと，橋本さんは脳卒中ケアユニット（SCU）におくられました．主治医の説明では，血管を閉塞していた血液の塊が回収されて血流は再開しましたが，一部は梗塞が残存する結果（図2）になったとのことです．

脳梗塞
心原性脳塞栓症とは？

 どんな人がなりやすいですか

　心原性脳塞栓症の最大の要因は，心房細動（図3）という不整脈の一種です．心房細動のリスクとなる生活習慣は心原性脳塞栓症の発症にもつながり，高血圧や喫煙，虚血性心疾患や心不全の既往がある場合は注意が必要です．心原性脳塞栓症は基本的に高齢者に多いタイプの脳梗塞ですが，心臓に基礎疾患がある場合は若年でも発症することがあります．

 どんな病態ですか

　塞栓とは何らかの物体によって血管が詰まることを意味し，血管を詰まらせる物体が「塞栓子」，塞栓子が形成される部位（あるいは要因）を「塞栓源」，塞栓によって血流が障害されて生じる症状が「塞栓症」と呼ばれます．
　脳梗塞における心原性脳塞栓症とは，心臓の中で形成された血液の塊（血栓）などが血流にのって心臓を離れ，下流の脳血管を閉塞して生じる病態を示します．前述のとおり典型的な心原性脳塞栓症は心房細動という心拍のリズムが一定でなくなる不整脈を原因とし，心臓内で生じた血流のよどみから血液の塊が生じ，脳動脈を詰まらせます．また，不整脈を原因とするもの以外の心原性脳塞栓症としては心内膜炎などを背景として弁に生じた細菌の塊（疣贅）（図4）や，心臓内にできた腫瘍（左房内粘液腫など）から腫瘍細胞の塊が飛ん

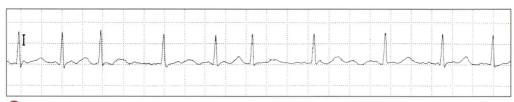

図3　心房細動の心電図

失語症

　脳卒中によって生じる言語機能の障害には，構音障害と失語症があります．口唇や舌，軟口蓋など音声を発するための器官そのものの動きが障害された病態が構音障害で，失語症では言語中枢が障害された結果，言語の理解や表出に問題が生じます．いわゆる優位半球に存在するWernicke（ウェルニッケ）野の障害による流暢性の感覚失語と，Broca（ブローカー）野の障害（図）による非流暢性の運動失語に大別されますが，臨床的には両者の症状を厳密に区別することは困難で，これらの言語野以外の障害でも失語症様の症状を認めることがあります．

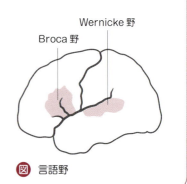

図　言語野

で脳血管を閉塞するものもあります．

なお，脳梗塞における"心原性"以外の塞栓症としては，頸動脈で塞栓子が形成されるもの（動脈原性塞栓），静脈にできた塞栓子が血流シャントによって動脈に飛ぶもの（奇異性塞栓）などがあります．

塞栓症は動脈硬化が進行して徐々に血管が細くなって形成されるタイプの脳梗塞とは異なり，症状が突発的に生じ，比較的大きな血管が詰まりやすく，数時間後に出血を合併して出血性梗塞になりやすいことが特徴です．また，梗塞巣が広い場合は脳に生じた浮腫によって頭蓋内圧が亢進し，致死的となることもあります．離床を検討するにあたっては循環動態への配慮が必要で，出血のリスクもあるため血圧の管理も重要になります．

どのように診断されますか

一般に突発する中枢神経症状が見られた場合は，脳卒中を疑いCTなどの検査が行われます．時間的余裕がある場合は，MRIのほうがより多くの情報が得られます．心原性脳塞栓症の場合はこれらの頭部画像診断に加えて，心臓の評価が必要になります．心房細動の有無をみるために心電図検査の情報は重要です．発作性心房細動の場合は脈の不整がすぐにわからない場合があるため，長時間の心電図モニターが必要になります．また，心臓に塞栓源となる要因はないか，心臓超音波（心

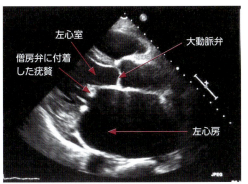

図4　僧房弁に付着した疣贅
（経胸壁心臓超音波検査画像）

血栓溶解療法

rt-PA (recombinant tissue-type plasminogen activator；遺伝子組み換え組織型プラスミノーゲンアクチベータ）は血栓を溶解する薬剤であり，静脈注射で用いられます．治療が奏功すれば閉塞した血管の再開通が得られ，血液が届かなくなっていた虚血領域を救うことができます．ただし，血管の閉塞から時間が経ってしまうと梗塞が完成してしまうために，rt-PAは発症してから4.5時間以内に投与する必要があるとされています（2016年現在）．また，rt-PA静注療法は，脳を含めて全身的に出血を起こしやすくなるため，誰もが治療の適用となるわけではなく，使用できるケースが限られています．軽症例には治療の有効性が確立していないほか，重症例では慎重に適用を判断する必要があります．

重症度の判断にはNIHSS (National Institute of Health Stroke Scale）が用いられます．意識水準，見当識，口頭指示への従命，眼球運動，視野，顔面および四肢の麻痺，運動失調，感覚障害，言語（失語，構音障害），消去現象と無視を合わせて評価し，42点満点で評価されます．rt-PA静注療法については，NIHSS 23点以上で慎重投与とされています．

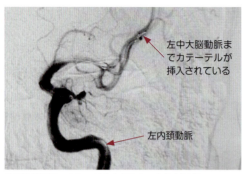

血管造影画像：カテーテルを挿入し，血栓を回収．
図5 血管内治療

表1 CHADS 2スコア

	危険因子	点
C	Congestive heart failure（うっ血性心不全）	1
H	Hypertension（高血圧）	1
A	Age（年齢75歳以上）	1
D	Diabetes Mellitus（糖尿病）	1
S2	Stroke/TIA（脳卒中/一過性脳虚血発作）	2

エコー）検査などで調べます．心不全や虚血性心疾患も併せて評価します．より詳細な評価が必要となる場合には，一般的な経胸壁超音波に加えて，食道に超音波のプローブを挿入して体の内側から心臓の様子をより細かく観察できる経食道超音波検査が行われます．

 治療はどう進められますか

心原性脳塞栓症は，条件を満たせばrt-PA静注による血栓溶解療法（コラム❷参照）や，カテーテルによって塞栓子を除去する血管内治療（図5）の適応となります．梗塞巣の範囲が広い場合，症状が重篤な場合，発症から時間が経っている場合などは，出血のリスクが高まるためにこれらの治療は適応となりません．

心房細動による心原性脳塞栓症の場合は，再発予防のために血液が固まることを防ぐ抗凝固療法が行われます．発症直後にはヘパリンが経静脈投与で使用され，状態が安定してからは別の内服薬に切り替えられるのが一般的です．ただし，出血のリスクが高い場合や，すでに出血を合併しているような場合には急性期の抗凝固療法は適応となりません．

経口抗凝固薬の代表は，ワーファリンです．ワーファリンはビタミンKによって効果が阻害されるので，納豆を食べてはいけないなどの制約があります．また，血液検査で効果を定期的に調べて用量を調節する必要があります．近年では直接作用型経口抗凝固薬（Direct Oral Anticoagulant；DOAC）とよばれるワーファリンに代わる抗凝固薬が弁膜症のない心房細動患者を対象として開発され，臨床で用いられています．これは決まった用量で効果が得られ，出血などの合併症が少ないとされています．

心房細動に対する抗凝固療法の適応を決める際には，CHADS 2（チャッズツー）スコア（表1）が参考にされます．CHADS 2スコアが高いほど脳梗塞の発症確率が高まることがわかっており，危険因子に1つでも当てはまるものがあれば，抗凝固療法の導入検討が推奨されます．なお，感染性心内膜炎や左房粘液腫が原因となっている場合は，感染症の治療や外科的な摘出が必要になります．

 予後はどうですか

抗凝固療法を行っている際は，全身の出血傾向に注意をはらう必要があります．転倒による外傷などでも出血が止まりにくく，硬膜外血腫などに至るリスクも高まります．

（山田　深）

橋本さんのその後

　脳卒中ユニットに入院した翌朝，橋本さんの右手足の動きに改善はみられましたが，言語の症状は変わらず残存していました．発声は全くみられず，自分の名前を伝えることもできません．人の話はある程度聞き取って理解はできている様子で，うなずきやジェスチャーで簡単なやりとりをすることはできます．自らの意思で何とか口を開けることはできますが，舌を動かすことはできません．唾液は飲み込めているようです．早期の離床とADLの向上，そして失語症と嚥下障害に対する機能訓練を目的とし，ベッドサイドでのリハビリが開始されました．

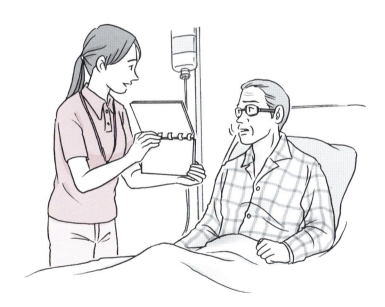

　ベッドから車椅子への移乗動作は見守りで行うことができ，歩行も軽介助で行うことが可能でしたが，ナースコールを押すことができず，当初はベッドからの転落を予防するために離床センサーを使っていました．また，心電図モニターを付けて歩行練習が進められました．食事を飲み込むことはできましたが，水分でむせることがあるのでお茶などにはとろみをつける必要がありました．言語面では単語を繰り返し

て復唱することが不確実ながらできるようになり，簡単な会話の内容も理解できるようになってきました．橋本さんは発症から20日目で回復期リハ病院に転院となりました．

転院後の主治医との面談では，リハの実施計画が説明されました．日常生活で何が問題か，機能的自立度評価法（FIM）の評価結果（コラム❸）について説明を受け，具体的な目標について話し合いました．運動面では歩行と階段，入浴に問題があり，認知面では表出と理解のほか，問題解決でもスコアの低下がありました．回復期リハ病院での4週間のリハ

コラム 3 　機能的自立度評価法（FIM）とは

　機能的自立度評価法（Functional Independence. Measure；FIM，フィム）は，日常生活動作における「運動13項目，認知5項目」を，1（全介助）〜7（完全自立）の7段階で評価する評価法です．回復期リハ病院入院時の橋本さんのFIMスコアを表に示します．

表　回復期リハ病院入院時のFIMスコア

運動項目		認知項目	
食事	6	表出	2
整容	5	理解	2
清拭	4	社会的交流	5
更衣（上半身）	5	問題解決	3
更衣（下半身）	5	記憶	5
トイレ動作	4		
排尿	6		
排便	6		
車椅子移乗	5		
トイレ移乗	5		
浴槽移乗	3		
歩行	2		
階段	1		

の後，橋本さんは屋外の歩行も一人でできるようになり，食事も普通に摂取することが可能になりました．

自宅に退院してからは，外来に通院して言語療法を継続しています．家族の間での簡単なやりとりは何とか成立するようになりましたが，複雑な内容になるとコミュニケーションが困難な状態が続いています．主治医からは，いずれは介護保険を利用したリハサービスに切り替えるように言われています．

Another Case

心原性脳塞栓症は出血性梗塞を合併しやすく，梗塞が広範な場合は特に注意が必要です．梗塞巣に出血をきたすと脳の浮腫が増悪し，反対側の大脳半球や脳幹部などを圧迫するようになります．脳が本来ある場所から逸脱してしまうような状態は脳ヘルニアと呼ばれ，大脳が下方に逸脱して脳幹を圧迫するような脳ヘルニアは致命的となります．

ミッドラインシフトとは，いずれかの大脳半球を分ける正中線がいずれかに偏ってしまっている画像所見（図6）を指し，ミッドラインシフトがみられる場合は頭蓋内の圧を逃がすために頭蓋骨を外す減圧開頭術が検討されます．

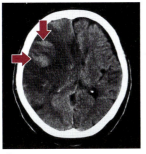

左中大脳動脈領域が低吸収となっており，内部に出血を示唆する高吸収領域がみられる．右半球が左半球を圧迫し，ミッドラインシフトを呈する．

図6 出血性梗塞のCT画像

06 ラクナ梗塞

■脳梗塞■

　65歳の小沢 勝さん(仮名)は，自営業で妻と一緒にクリーニング店を営んでいます．高血圧症，糖尿病，脂質異常症で薬を飲んでいますが，日常生活に特に支障はありませんでした．

　ある日の朝，急にむせ込んで目が覚めました．唾をうまく飲み込むことができません．隣で寝ていた奥さんも様子がおかしいことに気付いて声をかけましたが，小沢さんは呂律が回っておらず，何を話しているのかわかりません．布団から出ようとしましたが，左手足の動きがぎこちなく，一人ではうまく立ち上がることができませんでした．小沢さんはこの症状は脳卒中ではないかと気づき，救急車を呼んで近くの病院に搬送してもらいました．すぐさま頭部のCTとMRI検査(図1)を受けた結果，脳梗塞による症状と診断されました．脳梗塞自体は小さいものの，脳の神経が集中している脳幹という部分の血管が詰まっており，入院して点滴治療とリハを行うことになりました．

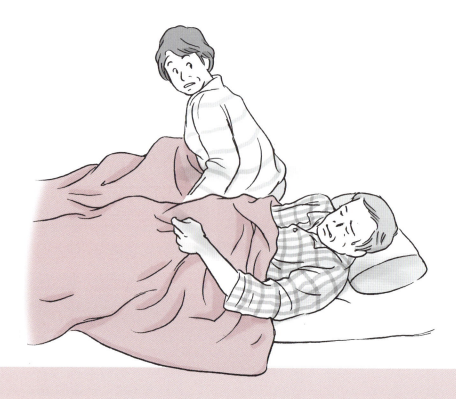

リハビリは入院した翌日の朝から本格的に始まりました．理学療法では車椅子からの立ち上がり，平行棒での歩行練習を，作業療法では左手を使う練習，日常生活における動作の練習を，そして言語療法ではうまく話すことや食事を飲み込むための練習を行います．食べ物，飲み物が一切飲み込めないので，鼻からチューブを入れて栄養剤を胃に入れる必要がありました．この状態で舌を動かしたり，息をこらえたり，首を動かす練習を続けました．入院して2週間が経過し，点滴の治療が終了になりました．移動は歩行器を使って看護師と一緒に歩く練習ができるまでに回復しましたが，左手はまだ細かい動作が困難で，嚥下に関しては相変わらず口から物を食べることができない状態であったため，専門的なリハを継続するために回復期リハ病院へ転院をすることになりました．

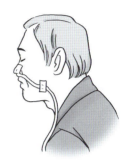

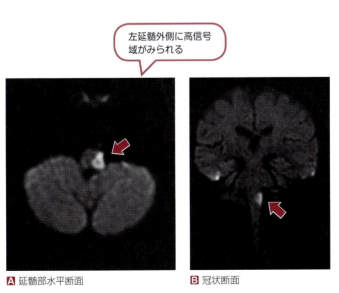

Ⓐ 延髄部水平断面　　Ⓑ 冠状断面

左延髄外側に高信号域がみられる

図1　発症時のMRI 拡散強調画像

脳梗塞
ラクナ梗塞とは？

 どんな人がなりやすいですか

ラクナ梗塞は，高血圧症を有する患者に多くみられます．動脈硬化を背景として生じ，糖尿病や脂質異常症なども危険因子になり，基本的には高齢者に多い病型です．ラクナ梗塞は梗塞の範囲が限られるために症状が全く出現しない場合もあり，検診などの際に"無症候性梗塞"として見つかることもよくあります．

 どんな病態ですか

ラクナ梗塞は細い血管が詰まるタイプの脳梗塞で，直径が1.5cm未満のものと定義されています．頚部から頭蓋内に入った脳動脈は脳の表面を走行し，"穿通枝"と呼ばれる細い動脈が枝分かれして脳の深い部分に入り込んでいきますが，ラクナ梗塞は単一の穿通枝が閉塞したものです．大脳におけるラクナ梗塞は，基本的には深部の白質に生じます．内包後脚や放線冠のラクナ梗塞（図2）によって錐体路が障害され，片麻痺となってしまうような症例がリハの現場ではよくみられます．こ

 椎骨動脈解離のリスクとリハビリテーション

脳幹の梗塞は，椎骨動脈の解離（図）によっても生じます．特に誘因がないこともありますが，外傷やマッサージなどによって動脈が解離し，若年者でも脳幹梗塞になってしまうことがあります．なお，椎骨動脈の解離では患者が頭痛を訴える場合があります．

椎骨動脈解離の症例に対してリハをどの程度積極的に行ってよいかについては，明確なガイドラインは確立していません．血圧が高くなりすぎないように注意しつつ，症状が変化しないかを確認しながら慎重に離床を進める必要があります．

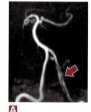 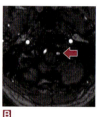

図 椎骨動脈解離のMRA画像
A 解離した左椎骨動脈（MRA）：左椎骨動脈が太くなっている．
B 左椎骨動脈における解離腔（MRA元画像）：左椎骨動脈の内部に解離した内膜が認められる．

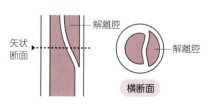

れらの場合は皮質機能は保たれるため，単独の病巣では記憶障害や注意障害などの高次脳機能障害は出現しません（ただし，ラクナ梗塞が多発した場合は別です）．

一方，小沢さんのように脳幹にラクナ梗塞が生じるケースもあります．脳幹にはさまざまな神経の上行・下行路や神経核が集中しており，小さな梗塞でも多彩な症状がみられます．延髄外側の病変では病巣側の顔面温痛覚脱失，反対側の手足の温痛覚脱失，脊髄小脳路の障害による病巣側の失調，構音・嚥下障害など，いわゆるWallenberg（ワレンベルグ）症候群（図3）を呈します．延髄の病変によって口唇，口蓋，舌，咽頭の運動が障害された状態は球麻痺と呼ばれており，構音障害・嚥下障害の原因となります．そのほか，中脳のラクナ梗塞では眼球運動障害などが特徴的です．

なお，穿通枝が入り口近くで閉塞したために生じる大きさが1.5cm以上となるような脳梗塞を分枝粥腫型梗塞（branch atheromatous disease：BAD）（図4）と呼ぶことがあります．

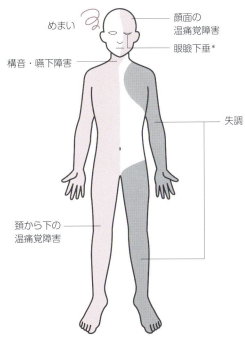

図3 Wallenberg症候群
＊迷走神経遠心路の障害によってHorner徴候（縮瞳，眼瞼下垂，無発汗）がみられる．

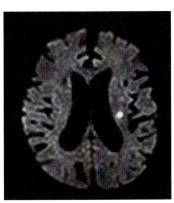

A 左放線冠ラクナ梗塞の拡散強調画像

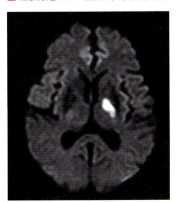

B 左内包ラクナ梗塞の拡散強調画像

図2 ラクナ梗塞のMRI

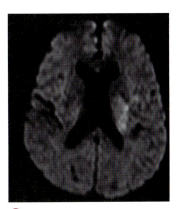

図4 BADのMRI 拡散強調画像

BADは進行性の経過をたどりやすく，ラクナ梗塞よりも症状は重篤になります．

 ## どのように診断されますか

急性期のラクナ梗塞はMRIの拡散強調画像(DWI)で点状の高信号領域として描出されます．なお，CTでは急性期の脳梗塞は描写されず，また病巣が小さい場合や脳幹など画像にノイズが入りやすい部位ではラクナ梗塞の診断は困難です．古いラクナ梗塞はMRIのFLAIR画像で確認することができます．なお，穿通枝は細いのでMRAや血管造影で血管の閉塞部位を見ることはできません．

 ## 治療はどう進められますか

通常，急性期のラクナ梗塞に対しては血小板の凝集を抑える抗血小板療法としてオザグレルナトリウム(選択的トロンボキサンA2合成酵素阻害剤)が点滴で使用されます．また，アスピリンやクロピトグレルなどの経口抗血小板薬も用いられます．ラクナ梗塞は大血管の狭窄のように状態が不安定ではないため，早期から積極的に離床を進めます．再発予防のためには，抗血小板療法とともに血圧のコントロールも重要です．

 ## 予後はどうですか

ラクナ梗塞は皮質症状を伴わないため，他の病型の脳梗塞と比べると能力的な回復は得られやすく，運動器を含めた他の疾患を伴わない場合は歩行も自立に至りやすいといえます．しかし，ラクナ梗塞は再発を繰り返しやすく，いわゆる多発性脳梗塞になると脳血管性の認知症を生じたり，パーキンソン症状が見られるようになります．

（山田　深）

 不顕性誤嚥

食塊や唾液が気管に侵入しているにもかかわらず，せき込むことがない状態を不顕性誤嚥といいます．異物が侵入した際に反射的にせき込む機能(咳嗽反射)が障害されるとこのような病態に陥ります．食事のときにむせることはないのに，痰が多くみられるなどの気道感染徴候がある場合は，不顕性誤嚥の存在を疑う必要があります．サブスタンスPという物質が咳嗽反射の惹起に関与するとされていて，降圧薬に用いられるアンギオテンシン変換酵素(ACE)阻害剤はこのサブスタンスPの分解を抑制し，不顕性誤嚥を予防する働きがあるとされています．

小沢さんの その後

嚥下の状態をより詳細に評価するために，小沢さんは嚥下造影検査（VF）を受けました．その結果，食道の入口が十分に開かず，残留した食塊が気管に流れ込んでしまっていることがわかりました（図5）．食事の時間だけネラトンチューブを挿入して栄養剤を注入する方法（間欠ネラトン法）も指導されましたが，左手が利かないので

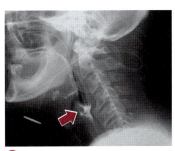

図5 ビデオ嚥下造影検査
食道入口部に食塊が残留している

操作に時間がかかり，実用的な動作を獲得することは困難でした．そこで，内視鏡で胃の中を覗きながらお腹の皮膚の上から穴を開け，チューブを直接胃の中に入れる手術（経皮的内視鏡下胃瘻造設術，PEG）を受けることになりました．

経口摂取には残念ながら移行することができませんでしたが，歩行はつたい歩きが可能な状態となったため，転院から3カ月で自宅に退院しました．屋外は歩行器を利用して移動しています．お店は息子が手伝ってくれることになりました．気を付けていれば何とか唾液を飲み込めることもありますが，やはりせき込んでしまう症状は続き，ティッシュペーパーを手放すことができません．練習としてゼリーを摂取することを続けています．

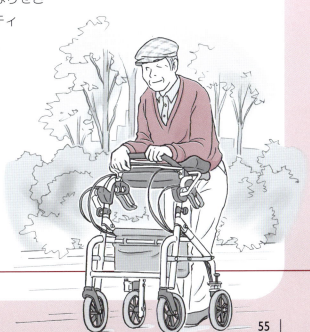

ラクナ梗塞

Another Case

　大脳半球の両側に梗塞(図6)を生じると，小沢さんのような延髄梗塞でみられる球麻痺に似た構音・嚥下障害を呈することがあります．この病態は仮性球麻痺と呼ばれています．延髄にある脳神経核は両側の大脳半球から支配されているために片側の障害では症状が出ないのですが，両側の障害では症状が出現するようになります．

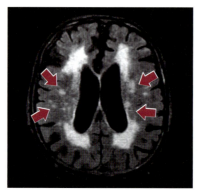

両側性に多発散在するラクナ梗塞を認める．脳室周囲には慢性的な虚血性変化を示唆する高信号域が見られる．

図6　仮性球麻痺を呈した両側ラクナ梗塞症例のMRI FLAIR画像

MEMO

■ 脳梗塞 ■

07 アテローム血栓性脳梗塞

　76歳の田中 勇さん（仮名）は夫婦2人で長男家族と二世帯住宅に住んでいます．50代のときから会社の検診で高血圧，脂質異常症，糖尿病を指摘され，以来，病院で薬をもらっています．60代半ばには狭心症で入院し心臓の血管カテーテル検査を受けました．1年前には突然の手のしびれと口が回らなくなったことがあり，一過性脳虚血発作として検査入院し，「心臓の血管と同じように脳の血管にも動脈硬化があります」と言われたとのことです．

　ある朝，右手足の麻痺があって起き上がることができず，言葉もうまく話せない状態でいるところを奥さんが発見し，お嫁さんに連絡して救急車を呼んでもらいました．搬送された病院の医師からMRIを見せられて，「左前頭葉と頭頂葉の脳梗塞ですが，分水嶺脳梗塞という特殊な梗塞です．動脈硬化で頚動脈が通らなくなっていて（図1A），他の動脈を経由して辛うじて血液が流れていた部分に起きた脳梗塞（図1B）です」と説明を受けました．

　「発症から4時間半以内ならrt-PAという特効薬が使えますが，眠っている間の発症なので4時間半以上経っている可能性があり使えません」，「血圧が下がると乏血に陥った個所の血流が一層低下してしまうので，血圧の薬は止めます．代わりに血管壁を傷

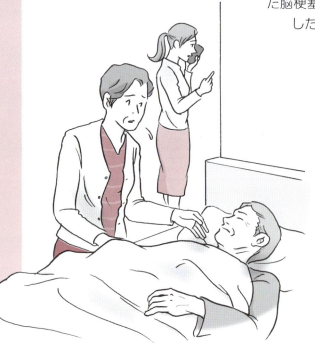

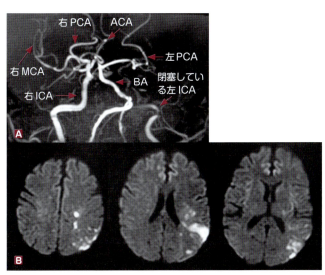

図1 田中さんの入院時MRA（A）とMRI 拡散強調画像（B）

害する血小板の機能を弱める薬を使います」と治療の方針を聞きました．さらに，「動脈硬化による脳梗塞は入院後も進行しやすいのでご理解ください」とも言われました．

　実際に入院時には手は握ることができて足も持ち上げられましたが，翌日には手も足も動かせなくなってしまいました．奥さんは，「悪くなったのは入院当日から手足のリハビリを始めたせいじゃないかしら」と担当の療法士に言っているとのことです．なお，言葉については，こちらの言っていることはわかるのですが，話はたどたどしく，呂律も回っていません．

脳梗塞
アテローム血栓性脳梗塞とは？

 どんな人がなりやすいですか

脳の動脈硬化による脳梗塞は，アテローム血栓性脳梗塞と呼びます．内頚動脈の起始部や頭蓋に入るサイフォン部，その先の中大脳動脈水平部，あるいは椎骨脳底動脈といった比較的太い動脈に起こるのがアテローム硬化です．加齢が最大の原因ですが，高血圧，糖尿病，脂質異常症（高LDL血症など），喫煙がリスクファクターとなり，徐々に進行していきます．

 どんな病態ですか

アテローム硬化が起こると動脈壁に黄色の脂質塊（プラーク）を生じ，壁が膨隆します．この被膜が破れると血小板が活性化され，破綻部位へ血小板の粘着と凝集が起こります．これが血小板血栓の源で白色血栓とも呼ばれます．心原性塞栓症の赤色血栓と対照的です．血小板血栓は血流に乗ってその動脈の末端を閉塞して脳梗塞を発症しますので，動脈原性塞栓ともいわれます．破れやすいプラークは不安定プラークといい，エコー検査で動脈壁に潰瘍を認めたり，血流によってひらひらとなびいたり，また実際にドップラーで塞栓子が飛流するのをとらえることができます．大きな塞栓子では大きな梗塞を生じますが，それでも心原性脳塞栓症に比べれば小さいのが普通です．なお，不安定プラークの存在は脳梗塞の進行・再発を予言するもので，リハで頚部を動かす場合には適切なプラーク対策と脳梗塞の二次予防がなされている必要があります．

一方，アテローム硬化が進行すると，動脈は徐々に閉塞していき，その還流域は乏血状態に陥ります．しかし，緩徐な乏血には反応性に側副血行路が発達しているのが常です．また一側の内頚動脈が閉塞しても，後交通動脈を介して後大脳動脈から，あるいは前交通動脈を介して対側の前大脳動脈から血液は補給されます．つまり，プラークが破綻しなければ通常は無症状に経過します．しかし，脱水症などで側副血流が低下する事態が起こると，乏血域に脳梗塞を起こしてしまいます．これが血行力学的機序による脳梗塞で，急性期の離床・リハに際しては問題となります．

以上をまとめると，アテローム血栓性脳梗塞には動脈原性塞栓と血行力学的機序によるものの2種類の脳梗塞があることになります．動脈原性塞栓機序では，内頚動脈（ICA）のプラークであれば前大脳動脈（ACA）と中大脳

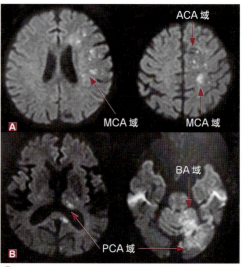

図2 ICA（ACA+MCA）還流域梗塞とBA・PCA還流域梗塞（MRI）

動脈(MCA)域の梗塞(図2A)を起こしますし，椎骨脳底動脈(BA)系であれば脳幹部や小脳，さらに後大脳動脈(PCA)域の梗塞(図2B)を起こすわけです．一方，血行力学的機序による脳梗塞は境界域(分水嶺)梗塞と呼ばれるように，前大脳動脈(ACA)と中大脳動脈(MCA)の境，中大脳動脈(MCA)と後大脳動脈(PCA)の境，あるいは中大脳動脈(MCA)の皮質枝と穿通枝の境といった乏血に陥りやすい部位に好発します(図3)．いずれにしても，進行しやすいのが特徴です．

どのように診断されますか

当然のことですが，アテローム血栓性という前に脳梗塞と診断する必要があります．つまり，急性発症の神経脱落症候とともにMRI拡散強調画像(DWI)で高信号(白色高輝度)

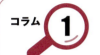

脳梗塞の前兆としての一過性脳虚血発作

一過性脳虚血発作(transient ischemic attack；TIA)は脳梗塞のような神経脱落症候が起こりますが，24時間以内，通常は数分以内に症候が消えるものを指します．ただし，TIAと診断してもMRIで脳梗塞像が見いだされることもあり，その場合は軽快した脳梗塞ということになります．TIAの原因は脳梗塞と同じで，心原性塞栓，動脈原性塞栓，そして穿通枝領域に起こるラクナ性の3つのタイプがあります．重要なのはTIA後に真の脳梗塞を起こすことが多いことです．TIA後1週間以内に8％，1カ月以内に11.5％が脳梗塞に陥ります．とくにアテローム血栓性脳梗塞の20〜30％にTIAが先行するとも言われています．TIAから脳梗塞の発症リスクを予測するのが表のABCD^{2}スコア(ABCDスクエア・スコア)ですが，高い値の場合には症状がなくても入院精査する必要があるわけです．

表 ABCD^{2}スコア

	臨床所見	カテゴリー	Score
A	年齢	60歳以上	1
		60歳未満	0
B	血圧	収縮期＞140 and/or 拡張期＞90 mmHg	1
		その他	0
C	臨床症状	一側の筋力低下	2
		麻痺を伴わない構音障害	1
		その他	0
D	持続時間	60分以上	2
		10〜59分	1
		10分未満	0
D	糖尿病	あり	1
		なし	0
合計			7

> 7日以内の脳卒中発症確率
> 合計点0〜3で1.2％，4〜5で45.9％，6〜7で11.7％．

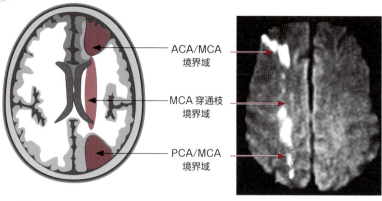

図3 大脳動脈還流境界域

の病巣が見られることです．そのうえで，アテローム血栓性とするには，①急速に発症し数時間から数日にかけて階段上に進行，②高血圧，糖尿病，脂質異常，喫煙といった危険因子，③失語症などの皮質症状，④MRI上で分水嶺梗塞（図3），⑤頸動脈エコーやMRA上で脳動脈の狭窄・閉塞像（図1A）などの特徴を認める必要があります．脳梗塞の病型によって治療は変わりますので，急性期に正しい病型診断をすることが非常に重要です．

 治療はどう進められますか

アテローム血栓性脳梗塞にもっとも重要な薬はアスピリン，クロピドグレル，シロスタゾールといった抗血小板剤です．活性化した血小板によるプラークの破綻を抑えるためです．また，急性期には動脈原性塞栓子が持続的に飛流している可能性も高いので抗凝固薬（アルガトロバン，ヘパリン）も併用されます．

基本的に脳梗塞では血圧が200mmHgを超えないかぎり降圧薬を使うことはまれです．血行力学的な機序による脳梗塞の場合には，むしろ血圧が低下することで梗塞範囲が拡大しうることに注意しなければなりません．急性期には脳血流の自動調節能が破綻していますので，頭を起こすことでも血圧が低下して，脳血流も低下することが知られています．ただ，座位や立位で脳血流が低下しても，頭蓋内圧が下がることで還流圧は保たれるとも言われていますし，長期臥床による廃用症候群や深部静脈血栓症などの不利益が大

 抗血小板剤二剤併用療法

TIA，アテローム血栓性脳梗塞では再発も多く，急性期にはアスピリン単独療法よりもDAPT（Dual antiplatelet therapy）と通称されますが，二剤併用（アスピリン＋クロピドグレル）のほうが有意に再発を抑えることが報告されています．しかし，副作用としての出血リスクも大きく上昇させますので，二剤併用が推奨されるのは急性期の一定期間だけです．

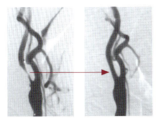
図4 内頸動脈狭窄症と頸動脈ステント留置術（CAS）後のDSA画像

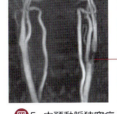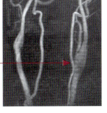
図5 内頸動脈狭窄症と頸動脈内膜剥離術（CEA）後のMRA画像

きいので，臥床を続けるメリットはありません．発症後早期に病型診断を行い，適切な治療を始めることで，早期離床・リハにつなげることが重要です．

なお，頸動脈狭窄が原因で脳梗塞を起こしている例では，その病変部位によっては頸動脈ステント留置術（carotid artery stenting；CAS，図4）や頸動脈内膜剥離術（carotid endarterectomy：CEA，図5）が行われます．前者は侵襲が少ないので高齢者には広く適応されます．通常は脳梗塞急性期を脱してから行いますが，不安定プラークを認めれば，急性期でも検討されます．

 予後はどうですか

抗血小板薬が二次予防に用いられますが，アテローム血栓性脳梗塞は動脈硬化が原因ですから，加齢性に再発しやすい脳梗塞といえます．また，冠動脈や下肢にも動脈硬化があることから，狭心症や心筋梗塞，末梢動脈疾患も問題になってくることもあります．その点では動脈硬化の危険因子を取り除くことが必要になります．もちろん，糖尿病があれば内服やインスリン注射も必要ですし，高血圧や脂質異常症も同じです．血圧については前述したように急性期には降圧しませんが，1〜2カ月を過ぎれば140/90mmHg以下に内服コントロールしなければなりません．

（岡島康友）

 Trousseau（トルーソー）症候群

悪性腫瘍では血液凝固亢進状態に起因して左右半球や小脳にも多発性散在性の脳梗塞が起こることがあります（図）．原因は慢性播種性血管内凝固症候群（DIC）でFDPやD-dimerといった血液の凝固線溶系マーカーが高値を示します．抗凝固療法がなされますが，予後は悪性腫瘍の進展に依存します．

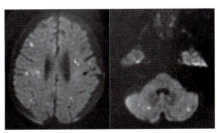
図 Trousseau症候群のMRI 拡散強調画像（DWI）

アテローム血栓性脳梗塞

田中さんの その後

　発症後に一度，悪化して重い右片麻痺に陥った田中さんですが，入院1週目には手は口元まで挙げることができ，握れるようになりました．動かなくなっていた右足も，ベッドから車椅子への乗り移りの際には地面につけて体重をかけることができるようになりました．しかし，歩くことはまだできませんし，手の指1本1本の細かな運動もできません．

　そこで，入院2週目には郊外のリハビリ専門病院に転院しました．2カ月間，休日もなくリハビリをした結果，プラスチック製の下肢装具を着けて，室内で歩くことができるようになりました．しかし，転倒リスクがあることから，歩行に際しては家族が見守るようにと言われました．また，入浴も1人では危険なので介助してくださいとのことでした．

　担当の療法士から自宅改修のアドバイスをもらい，介護保険の認定を受けてから，自宅へ退院となるとのことでした．退院後は介護保険を使って近くの通所リハビリ施設に通う予定です．

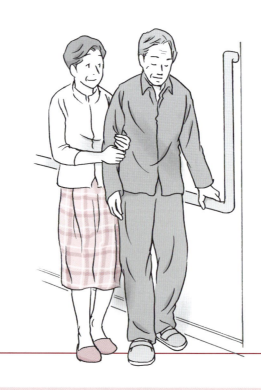

Another Case

　田中さんの例はアテローム血栓性脳梗塞による分水嶺梗塞でしたが，内頸動脈狭窄症に由来する脳梗塞もあります．内頸動脈に不安定プラークがある例では，そこからArtery to Artery(A to A)塞栓子を生じて，その先の中大脳動脈(MCA)や前大脳動脈(ACA)領域に小さな梗塞を多発散在させます．頸動脈ステント留置術(CAS)や頸動脈内膜剥離術(CEA)など緊急で不安定プラークを除去できればよいのですが，急性期でできない場合にはDAPTを含めた抗血栓療法，抗凝固療法を追加してしのぐことになります．プラークを逸脱させる衝撃を加えたくないため，リハも慎重になります．

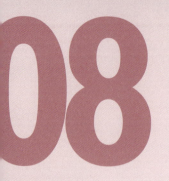
慢性硬膜下血腫

　78歳の西島英夫さん(仮名)は生来元気で，これまで特に大病なく過ごしてきました．妻と同居し，娘夫婦が近所に住んでいます．身の回りのことは自立しており，自転車に乗って買い物などにも出かけていますが，このところ足元がおぼつかなくなってきたと自覚しています．杖を使ってはどうかと周りから言われていましたが，見た目が悪いと頑なに拒んでいました．物忘れなどの症状はなく，認知機能は保たれていて，囲碁クラブに通うことを楽しみとしていました．

　西島さんは半年前に一度玄関で尻もちをついてから腰の痛みが続き，近所

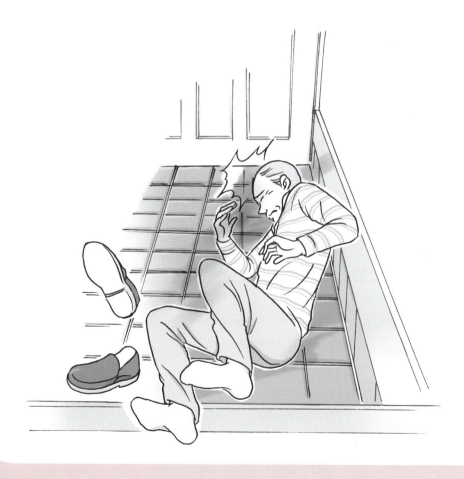

の整形外科を受診したところ，背骨を骨折している（腰椎圧迫骨折）と診断されました．痛みはよくなってきていたのですが，年末に再び玄関で転倒し，敷石で頭を強く打ってしまいました．意識ははっきりしていましたが，額を切ってかなりの出血があったため，かかりつけの整形外科で傷を縫合してもらい，その後は特に問題なく正月も普通に過ごしていました．

　ところが，年が明けてしばらくすると，朝になってから様子がおかしく，ベッドからうまく立ち上がることができず，ようやく食卓についても右手で箸をうまく使うことができません．話の辻褄が合わず，会話もかみ合いません．妻から相談を受けた娘に付き添われ，タクシーで病院を受診しました．CT検査（図1）を行い，慢性硬膜下血腫であると診断されました．手術が必要と言われ，そのまま入院することになりました．

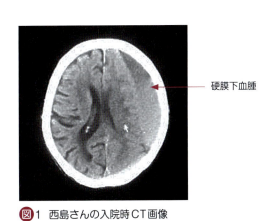

図1　西島さんの入院時CT画像

慢性硬膜下血腫とは？

 どんな人がなりやすいですか

慢性硬膜下血腫は基本的に高齢者の疾患で，男性に多くみられます．頭部を打撲することが契機となりますが，歩行が不安定であったり，認知症のために周囲に注意をはらうことができないなどで転倒・転落を繰り返しているような場合は気を付けなければなりません．また，脳梗塞などの既往があって抗血小板療法や抗凝固療法を行っている場合には出血が起こりやすく，特に注意が必要です．

 どんな病態ですか

硬膜下血腫とは，脳と脳を覆っている硬膜との間に血液の塊（血腫）が形成された状態を指します．時間をかけて緩やかに形成されたものが慢性硬膜下血腫で，頭部への打撃とともに急激に硬膜下に血腫が形成された場合は急性硬膜下血腫とよばれます．硬膜下血腫はくも膜下腔とは交通しておらず，基本的に血腫の範囲は限局的です．また，硬膜外に血腫が形成される硬膜外血腫とは血腫の位置が解剖学的に異なります．

硬膜下血腫は転倒などで頭部を打撲した後，数週間ほど経ってから意識障害，見当識障害，失語症や高次脳機能障害，運動麻痺などの中枢神経症状が出現することが特徴的です．転倒から3カ月以上経って症状が出現することもあります．血腫が形成され，脳が圧迫されることによって症状が出現し，頭部を打撲した直後には神経症状がないことが特徴です．認知症が進行したと思って外来に受診して検査をしてみると，慢性硬膜下血腫による症状であったということもあります．

 どのように診断されますか

慢性硬膜下血腫の診断はCTによって行われます．硬膜に沿った三日月形の高吸収域を呈します．転倒などで頭部を打撲した直後では，こうした画像所見は見られません．硬膜下血腫とよく似た画像所見を示す硬膜外血腫（硬膜より外側に血腫が形成される）の場合は，高吸収域は内側に凸のレンズ型（図2）となります．

 治療可能な認知症

アルツハイマー型認知症は進行性の経過をたどりますが，慢性硬膜下血腫による認知症症状は，治療によって改善することが可能な認知症です．この他，頭蓋内の病変による認知症で治療が可能なものとしては正常圧水頭症などがあげられます．また，睡眠薬や抗不安薬などの作用によるもの，甲状腺機能の低下によるもの，ビタミンの欠乏によるものなども症状が改善しうる認知症です．

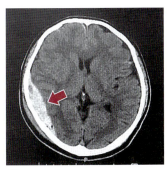

図2 硬膜外血腫のCT画像

がなかったりする場合には手術を行わず，保存的に経過をみる場合もあります．

慢性硬膜下血腫は転倒を繰り返した結果であることが多く，リハの視点からは転倒の原因となった歩行障害そのものに対する対応が必要でないかを念頭に置いておく必要があります．

治療はどう進められますか

慢性硬膜下血腫は頭蓋骨に穴を開けて血腫を吸引する手術（穿頭血腫除去術）の適用になります（図3）．血腫の量が少なかったり症状

予後はどうですか

脳実質の損傷を伴わない慢性硬膜下血腫は，機能予後は良好とされています．ただし，高齢者で脳の萎縮が強いような場合は術後に血腫が再発するような場合もあります．

（山田　深）

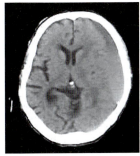 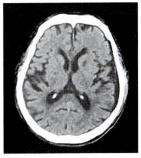

A 術前　　　　　　B 術後

図3 硬膜下血腫に対する血腫吸引術前後のCT画像

易転倒の評価

高齢者の転倒の要因は，加齢に伴う筋力低下のほかに変形性関節症，変形性脊椎症をはじめとした運動器疾患，パーキンソン病やパーキンソン症候群，脳血管障害，さらには認知症などがあげられます．

具体的な評価としては，握力や下肢の筋力検査，片足立ち，Time Up and Goテスト（椅子から立ち上がり，3mを往復して着座するまでに要する時間），Functional Reachテスト（立位で倒れないで前傾できる最大距離）などが行われます．

西島さんの その後

　西島さんは入院した翌日に穿頭血腫吸引術を受け，さらにその翌日から病棟でのリハが開始されました．術後7日目には意識も清明となって会話も元に戻り，動かしにくかった手も問題なく使用できるようになりました．術後の経過は良好で，10日間の入院で自宅に退院することになりました．転倒を予防するために外を歩くときは杖を使用するようにし，玄関には手すりを設置することにしました．また，4月からは市が実施している転倒予防教室に通う予定にしています．

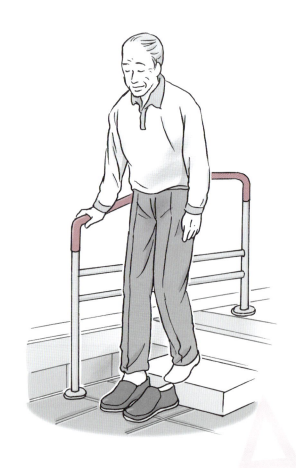

MEMO

09 脳腫瘍

　島田美紀さん(仮名)は42歳,市役所に勤務する公務員です.生来健康で,年に1度の健康診断でも特に異常を指摘されたことはありませんでした.会社員の夫と中学生の息子の3人で暮らしています.

　ある日,仕事中に急に左手に力が入らなくなり,意識を失って体をひきつけるような発作を起こしました.10分程度の発作を断続的に繰り返す状態が続き,救急車で近くの病院に搬送されました.注射で発作は治まり,左手の症状も改善しましたが,診断のためにCT検査が行われた結果,右側の脳に腫瘍があるかもしれないと言われ大学病院を紹介されました.

　大学病院でMRI検査を行った結果((図1),やはり脳腫瘍であることがわかり,入院して腫瘍を摘出する手術を受けることになりました.腫瘍の種類

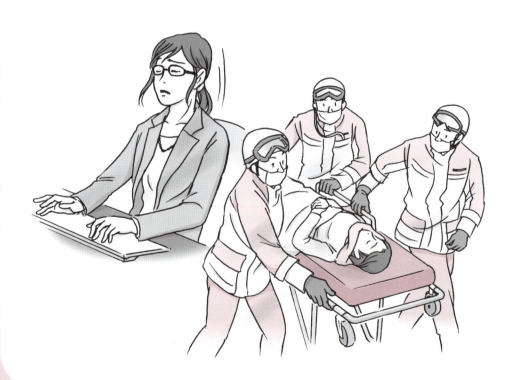

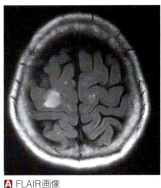

右中心前回の一次運動野に腫瘍性病変を認める．FLAIR画像では周囲の浮腫も高信号となってしまうが，造影画像では辺縁をより明瞭に見ることができる．

Ⓐ FLAIR画像　　Ⓑ T1強調画像

図1　神経膠芽腫のMRI

　によって，術後の治療が変わってくるとのことでした．また，術後には左側の手足に麻痺が残り，リハビリが必要になる可能性についても説明を受け，術前から評価のための理学療法，作業療法が始まりました．

　手術が終わり麻酔から覚めると，やはり左の手足がかなり不自由で，寝返りも自由にできません．翌日から理学療法，作業療法が再開されました．一方，摘出した腫瘍を詳しく調べた結果，腫瘍は神経膠芽腫という悪性のものであることがわかりました．通常は術後の全身状態が安定してから，放射線治療と抗がん剤による化学療法を受けることが一般的だそうです．術後1カ月の間はリハビリに積極的に取り組み，何とか自分で起き上がり，車椅子に乗り移ることができるようになりましたが，やはり麻痺は残ってしまっています．

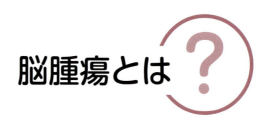

脳腫瘍とは

どんな人がなりやすいですか

脳腫瘍には，後述の通りいろいろな種類があります．全体では40代～70代前半に多くみられますが，小児や若年者に生じる場合もあります．

どんな病態ですか

脳腫瘍には脳内の細胞が腫瘍化したもの（原発性脳腫瘍）と，肺がんや乳がんなど他の臓器に生じた腫瘍が脳に転移したもの（転移性脳腫瘍）があります．臨床で通常用いられる世界保健機構（WHO）による脳腫瘍組織分類では，原発性脳腫瘍は腫瘍化する前のもともとの細胞や組織などによって区別され，さらに悪性の度合いを"グレード"で表現します．グレードはⅠ～Ⅳで定義されており，グレードⅠが良性，一番悪性度が高いものがグレードⅣになります．近年では遺伝子学的な検査も合わせ，より詳細な分類が行われるようになってきました．図2に代表的な脳腫瘍を示します．

悪性腫瘍の代表は神経膠腫，もしくは英語でグリオーマと呼ばれるグループで，脳腫瘍の中でおよそ30%程度を占めます．神経細胞と神経線維のすき間を埋めている神経膠細胞という細胞から発生する腫瘍が神経膠腫です．もともとの神経膠細胞には何種類かがあり，したがって神経膠細胞が腫瘍化した結果としての神経膠腫にも，星細胞腫系や乏突起細胞腫系などと呼ばれるいろいろな種類が存在します．その神経膠腫の中でも悪性度が高いものの1つが，島田さんのようなグレードⅣ

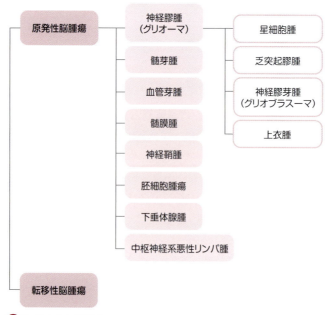

図2 代表的な脳腫瘍

に分類される神経膠芽腫（グリオブラストーマ）です．胚細胞腫瘍や髄芽腫は小児によくみられます．

良性脳腫瘍で最もみられるのは髄膜に由来する髄膜腫（図3）ですが，髄膜腫の中でもグレードが高い悪性のものも存在します．そのほかの良性腫瘍には下垂体腺腫や神経鞘腫などがあります．

どのように診断されますか

脳腫瘍では，腫瘍ができる場所によって意識障害，視覚・視野障害，運動麻痺や感覚障害，失語や高次脳機能障害，認知症症状，構音・嚥下障害などさまざまな症状がみられます．腫瘍が大きくなって頭蓋内のスペースに余裕がなくなり，頭蓋内圧が亢進すると，頭痛や吐き気・嘔吐，うっ血乳頭といういわゆる頭

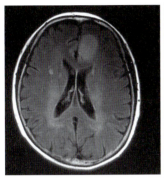
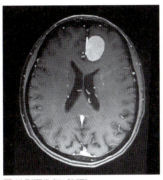

A FLAIR画像　　B 造影画像（T1強調）

図3　髄膜腫のMRI

正中部の髄膜（大脳鎌）から発生した髄膜腫．FLAIR画像でも境界が明瞭である．造影画像では，内部が均一な信号となっている（図1の神経膠芽腫では内部が不均一となっている）．

コラム1　症候性てんかん

てんかん発作とは，大脳の神経細胞における電気的な活動が過剰になる（過剰発射）ことによって生じる反復性の発作で，脳出血や脳梗塞，脳外傷や脳腫瘍などの原疾患に伴って生じるてんかんが「症候性てんかん」，原因となる疾患がないてんかんが「特発性てんかん」になります．意識障害を伴い全身が強直して震えるような発作は強直間代発作と呼ばれ，脳全体で電気的な活動が障害されて起こる全般発作の一種です．脳のある部分から始まるけいれん発作は部分発作と呼ばれます．大脳の異常な電気的活動を調べるためには，脳波検査が行われます．

持続する発作（重積発作）を止めるためにはジアゼパムやフェノバルビタール，フェニトインなどを用います．発作そのものを予防するためにはカルバマゼピンやバルプロ酸，レベチラセタムなどの抗けいれん薬が用いられます．脳腫瘍に伴う症候性てんかんでは，脳腫瘍そのものに対する治療によって発作が起きなくなることもあります．

なお，痙攣発作の後には"トッド（Todd）の麻痺"と呼ばれる運動麻痺が一時的に残存する場合がありますが，時間とともに症状は改善します．

蓋内圧症状が出現します．また，腫瘍が髄液の流れを障害し，水頭症をきたす場合もあります．これらの症状の出現は，急激に症状が出現する一般的な脳梗塞や脳出血と比べると緩やかですが，島田さんのように特に症状もなく生活していた人が突然の痙攣を発症して病院に搬送され，脳腫瘍が見つかるといったケースもあります．また，脳腫瘍の内部に出血を起こしたような場合にも，急激に症状が出現することがあります．

脳腫瘍はCTやMRI検査によって診断されます．造影MRI検査（図1b）を行うと，より詳しい診断が可能になります．良性か悪性かは腫瘍の形状や部位からある程度診断がつく場合もありますが，特に悪性が疑われるような場合，最終的な診断は腫瘍組織そのものを顕微鏡で見て確認する必要があります．

 ## 治療はどう進められますか

多くの場合，悪性脳腫瘍に対しては外科的な摘出術を第1に検討します．しかし，できるだけ脳の機能を温存しつつも広い範囲で腫瘍を切除することが必要になる一方で，悪性腫瘍は辺縁が不明瞭でがん細胞が正常組織に浸潤していくために境界が不明瞭であり，摘出手術をしても腫瘍細胞を完全に取りきることは困難です．そのため，グレードⅡ以上の腫瘍には手術後の再発を予防する，あるいは再発を遅らせることを目的として，放射線治療や抗がん剤による化学療法が行われます．再発した場合は再手術や広範囲定位放射線治療（ガンマナイフなど），別の種類の化学療法などが検討されます．なお，原発性脳腫瘍に分類される悪性リンパ腫は，化学療法が有効で治療の第一選択となるため，腫瘍の摘出ではなく，組織の一部を採取する生検によって診断を行います．

良性の場合，症状がなければそのまま経過を観察します．良性腫瘍でも大きくなって周囲を圧迫し，頭蓋内圧亢進症状や局所の神経障害などがみられるようになれば，摘出術が検討されます．ただし，脳の深部にできた腫瘍は摘出が困難で，治療に難渋するケースもあります．

 ## 予後はどうですか

脳腫瘍の種類によりますが，最も予後不良の神経膠芽腫における5年生存率は10％程度，平均余命はおよそ2年弱程度になります．高齢になるほど，神経膠芽腫の予後は不良です．

（山田　深）

 ## がんリハビリテーション

近年では，いわゆる「がんのリハビリテーション」という概念が明確化され，医療者にはがん患者に対する系統的なアプローチが求められるようになりました．生命予後が限られている場合でも，できるだけQOLを高く，長く維持するためのリハが行われます．

がんのリハは予防的，回復的，維持的，緩和的リハに分けられ，診断早期から終末期にわたり，がんそのものの存在や手術，化学療法の副作用などに伴う機能障害をできるだけ軽減しつつ，活動と参加の維持・拡大を図ります．

島田さんの その後

　腫瘍摘出術から1カ月が経ち，テモゾロミドという抗がん剤の治療と放射線療法が開始されました．4週間の初期治療が終わった頃には，装具を使用して何とか屋内を歩行できる状態にまで回復することができ，家族のサポートのもとで自宅に退院し，その後は入院を繰り返して抗がん剤治療を継続しました．

　ところが，手術から1年が経過しようとしていた時期からしだいに左側の麻痺が増悪し，覚醒が不良で受け答えも曖昧になってきたことから，MRI検査を行った結果，脳腫瘍が再発していると診断されました．入院して別の化学療法とともにリハビリを開始しましたが，残念ながら腫瘍の増大と症状の進行を止めることはできず，在宅での生活も困難な状態であったため，島田さんは緩和ケアを受けるための病院に転院することになりました．

10 外傷性脳損傷

　高橋浩介さん(仮名)は19歳の大学生です．ある日，アルバイトにバイクで行く途中，交差点を直進中に急に左折してきた乗用車と衝突して10m以上はね跳ばされてしまいました．骨折などはなかったのですが立ち上がれず，また警官の質問にも興奮状態で答えられず，近くの病院に救急搬送されました．ヘルメットは被っていましたが頭を強く打ったとのことで，CT (図1A) を撮られましたが明らかな異常はありませんでした．

　一方，その後撮ったMRI画像では左右の皮質と皮質下に軽微な挫傷と思われる病巣をいくつか認めました (図1B)．当初から意識はありましたが，事故当初のことや入院日に母親が来たことなどは全く覚えていないとのことでした．しかし，その後は記憶に問題がなく，入院7日目には退院となりました．

　両親と姉の4人暮らしですが，退院後には家族全員から「もともと几帳面だったのに，事故後はずぼらで，まるで人が変わってしまった」，「物忘れがひどくて物事を頼んでも忘れてしまい，また頼まれていないとさえ言うこともある」，「おとなしく人前に出たがらない性格だったのに，電車のシルバーシートに若い人が座っているのを見つけると，近寄って行って『席を空けなさい』と怒鳴る」などの行動が指摘されました．

　大学の成績はもともとトップクラスでしたが，事故後は「授業が理解できない」，「ノートがうまくとれない」といった状況が続き，疲れやすく授業に出ても寝てばかりで，担任から進級は難しいと言われてしまい

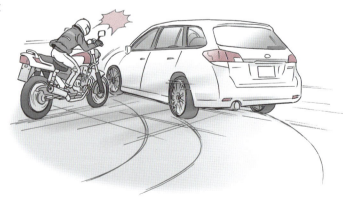

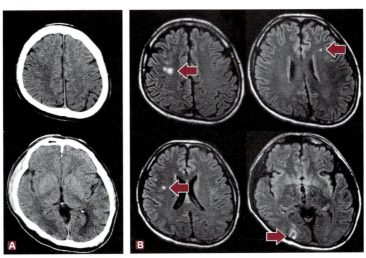

図1 高橋さんの入院時CT画像（A）とMRI FLAIR画像（B）

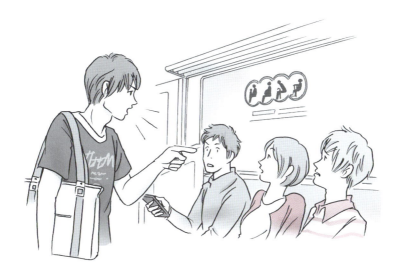

ました．入院していた病院の脳外科医に相談しましたが，「MRIで当初みられた異常所見自体は軽微で，それも今は消えてしまっています．後遺症の可能性はありますが，このまま様子をみてください」と言われるのみでした．

外傷性脳損傷とは？

どんな人がなりやすいですか

外傷性脳損傷(traumatic brain injury：TBI)というと重症の脳挫傷や脳出血を思い浮かべるかもしれませんが，社会問題化しているのは，軽傷の脳外傷後に起こる高次脳機能障害です．高次脳機能障害といっても，失語症や半側空間無視といった脳卒中後によくみられる障害とは異なります．頻度が高いのは，認知あるいは行動の問題です．なぜ"軽傷"と言われるかは，CTやMRIで外傷性脳出血，脳挫傷などのような顕著な病巣が見られないためです．軽度外傷性脳損傷(mild TBI：MTBI)と軽傷を付して呼称されることもあります．

病態の性質上，急性期に診断されることは稀で，退院後に認知・行動障害，人格変化(情動障害)などを前景に仕事やIADLに支障をきたし，専門医を訪れて指摘されます．脳幹障害による運動失調症や錐体路障害による痙性麻痺などの身体障害が合併すれば，そちらに目が奪われてしまっていることもあります．

いずれにせよ，1まとまりの病態として焦点が当てられたばかりで，医療界ではまだ問題認識が乏しいのが現状です．詳細な全国調査は行われていませんが，疾病によるものも含めれば全国に数十万人とも推定されています．

どんな病態ですか

外傷による脳損傷は局所性のものと，びまん性のものがあります．局所性損傷は，外傷の直接的衝撃が脳の特定部位に集中して起こる脳挫傷，頭蓋内血腫などです．血腫には脳内出血，くも膜下出血，硬膜下出血，硬膜外出血があります．

一方，びまん性損傷は頭が前後に振られたり回転することで硬さの異なる脳浅部と深部で衝撃可動性の差があるために脳梁を含めた皮質下に起こります(図2)．また，振り子運

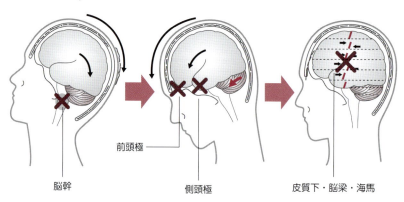

図2　軸索損傷のメカニズム

動の基部に相当する脳幹に剪断力が生じることで上位脳幹部にも起こります．皮質下や脳幹の病巣は必ずしも画像で見えるとは限りません．前頭極や側頭極の小病巣だけということもあります．

特徴は受傷直後からの意識障害ですが，意識が回復して退院した後には，注意・記銘障害，意欲低下や逆に脱抑制による攻撃性など，主に前頭葉〜側頭葉傷害と考えられる症状が起こります．なお，びまん性軸索損傷は，受傷時に直接発生する軸索の一次性損傷と，続発する頭蓋内血腫や脳浮腫拡大などによって起こる二次性損傷があります．必ずしも外傷でなくても脳卒中などの占拠性病変でもびまん性軸索損傷が起こりうることになります．

 どのように診断されますか

脳損傷の原因となりうる頭部外傷を伴う事故や疾病の事実を確認することが診断の前提となります．そのうえで，現在，日常生活または社会生活に制約があり，その原因が記憶障害，注意・記銘障害，遂行機能障害，社会的行動障害などであることです．MRIで異常がとらえられない場合には，先天性疾患，周産期における脳損傷，発達障害，進行性疾患などを原因とした，受傷以前からある症状を除外しなければなりません．

症状で重要なのは注意障害です．注意に不良があると記銘もできず，受傷後の記憶が形成されません．記憶の検査としてはウェクスラー記憶検査(Wechsler Memory Scale-Revised；WMS-R)，リバーミード行動記憶検査(Rivermead Behavioural Memory Test；RBMT)がよく使われます．一方，遂行機能障害とは物事の順序だった計画や，目的に適う行動ができなくなることです．これを評価するのがBADS (Behavioural Assessment of the Dysexecutive Syndrome) やWCST (Wisconsin Card Sorting Test)です．社会的行動障害では意欲・発動性が低下して無為に過ごすようになったり，逆に脱抑制で攻撃的になり，感情をコントロールできずに大声で怒鳴り散らすなどして対人関係が悪くなることがあります．

MRIの所見としては，局所脳損傷による脳挫傷や頭蓋内血腫後の経時的変化として出血痕，壊死巣や萎縮像，局所脳室の拡大などを認めます．前頭葉や側頭葉先端の極部や底部の異常は骨に接していて見つけにくい病巣です．一方，びまん性軸索損傷後の所見としては深部白質や脳梁，基底核，あるいは上位脳幹背側に出血痕や壊死巣，慢性期には局所の萎縮像を認めます．また，傷害が広範な場合は全般的な脳萎縮や脳室拡大も続発します．

 治療はどう進められますか

TBI後の高次脳機能障害が見つけられた場合には，まずはリハの適応となります(コラム❶)．高次脳機能障害の内容と個々の重症度評価のもと，患者の能力にあったリハプログラムを適用します．ADL自立のためのリハから始めて，復学・就労支援へとつなげます．ADL自立が難しいレベルの高次脳機能障害者の場合には，同居家族も一緒にリハに参加してもらう必要があります．家族は将来のトレーナーでもあり，家族の障害理解と指導は極めて重要になります．

 予後はどうですか

TBIによる高次脳機能障害の予後は脳損傷の重症度や年齢などの背景因子で異なります．特に，意識障害の長さや受傷後の記憶欠落期間(post-traumatic amnesia；PTA)の長さは脳損傷の重症度を決定する要素になります．いずれにしても，経過をみなければわか

りませんので，客観的データとして記憶や遂行機能などの神経心理学的検査でフォローします．もちろん，IADLや復学・就労実態を聴取することは重要です．通常は受傷から6カ月～2年程度を経て大きな改善は期待しにくいと判断します．

なお，後遺症の損害賠償請求権や自賠責保険の被害者請求権の時効期間は症状固定時から3年と決められています．

（岡島康友）

高次脳機能障害のリハビリテーション

記憶障害にはメモ対応の方法を練習しますが，書いても見るのを忘れてしまうことが多いので，それを補う必要があるときには携帯情報端末のアラームを利用します．端末の置き忘れに対応する電子機器もあります．社会生活上，感情コントロールの障害は重大ですが，興奮の誘因となる場面に出合ったら，その場を立ち去るなどの対応を決めておくことが必要です．

患者は疲労しやすく，その場面で出現する高次脳機能障害の症状も変わりやすいのが常です．そのため，リハには患者のみならず家族の根気も必要になります．なお，障害支援の観点では，医療・福祉分野では精神障害者保健福祉手帳が役に立ちます．地域の高次脳機能障害支援コーディネーターにつなぐ前には手帳を取得するようにします．1級(労働能力喪失100％，常時介護を要す)，2級(同100％，随時介護を要す)，3級(同100％)，5級(同79％)，7級(同56％)，9級(同35％)のいずれかになります．また，労災補償，自動車損害賠償責任保険にはそれぞれ，高次脳機能障害認定制度があります．

高橋さんのその後

　脳外科の医師には「様子をみてください」と言われたものの，両親と姉は高橋さんの人の変わり様にショックを受けていました．交通事故の加害者からは謝罪はなく，弁護士も「症状が固定しなければ動けません」と言うだけで，途方に暮れてしまいました．インターネットで調べてみると同じ障害をもつ患者の家族会（コラム❷）があることがわかり，会の代表者に聞いて，高次脳機能障害の専門医を教えてもらうことにしました．

　受傷後6カ月が経過しましたが，検査のうえ，専門医に外傷性脳損傷による高次脳機能障害と診断してもらい，精神障害者保健福祉手帳を受け取ることができました．そして今は，専門医に紹介してもらった高次脳機能障害支援拠点機関で就学に関する評価を受けているところです．

コラム❷　高次脳機能障害患者友の会

　米国では，1980年代に頭部外傷後に注意，記憶，脱抑制が表れる若者の社会不適応に焦点が当たりました．交通事故の損害保険や労災補償の費用負担も大きいことから，保険会社側の要請で社会適応のための高次脳機能リハが促されました．

　一方，わが国ではADL的には自立している患者とみなされ，高次脳機能障害のみでは障害者手帳が取得できず，保険や労災の費用負担は軽いままで，大きなインパクトにはならなかったという背景があります．ところが，2000年頃より患者さんの保護者から政府に向けて大きな声が上がりました．ADLがよくてもIADLに支障があること，そして何より就労困難なTBI患者の将来を保護者として案じての声でした（参考：日本脳外傷友の会：http://npo-jtbia.sakura.ne.jp/）．その結果，法律により地域ごとに高次脳機能障害者への支援拠点機関および支援コーディネーターが配置されるようになりました．リハ，授産施設の紹介，あるいは職業訓練，障害者雇用の相談にものってくれます．

もやもや病

　杉本さゆりさん(仮名)は39歳の主婦です．生来健康で，これまで健康診断でも特に指摘を受けたことはありません．1カ月ほど前に右手を重く感じたような気がしましたが，すぐに何ともなくなったので，そのまま普段どおりの生活を送っていました．

　ある日の朝，子どもを学校に送り出した後，近所に住んでいる妹から電話がかかってきました．しかし，妹が何を言っているのかよくわからず，話がかみ合いません．呂律もまわらず，右手がしびれて力が入らなくなり，電話を切りました．心配になった妹が様子を見に来ましたが，やはり杉本さんと話が全くかみ合いません．右手，右足に力が入らず，椅子から立ち上がろうとしてふらつき，危うく転びそうになりました．しかし，杉本さんは楽しそうに笑って全く困った様子がありません．杉本さんの妹は救急車を要請しました．

　病院に到着したときには杉本さんの症状はよくなって，普段どおり落ち着いた様子で会話をすることができるようになっていました．手足の動きや感覚も問題なく，しっかりとした足取りで歩くこともできます．脳の血流に

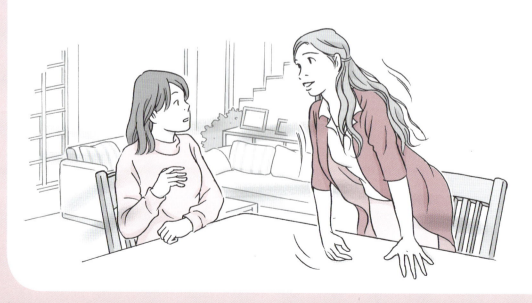

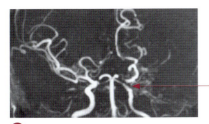

図1 内頚動脈の閉塞（MRA）
左内頚動脈が閉塞し，中大脳動脈は描出されていない．右側も前交通動脈，前大脳動脈が描出されていない．

左内頚動脈の途絶

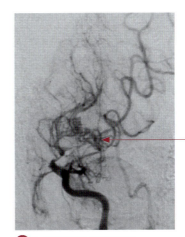

もやもや血管

図2 脳血管造影検査所見
左内頚動脈を造影している．左内頚動脈は途絶し，もやもや血管が認められる．もやもや血管を経て，中大脳動脈への血流は遅れて造影されている．（図1のMRAでは描出されていない）

　問題があるかもしれないということでMRI検査を受けたところ，今回の症状は脳の血管が狭窄している（図1）ために一時的に脳の血流が足りなくなる"一過性脳虚血発作"が疑われると診断されました．医師からは詳しい検査を受けることを勧められ，そのまま入院することになりました．家族に似たような症状の人がいないか聞かれましたが，そういえば，母親は脳出血で亡くなっています．

　入院した翌日，脳の血管にカテーテルを入れて血管を造影する検査を受けました．その結果，内頚動脈という太い血管が狭窄して異常な血管が発達している（図2）とのことで，「もやもや病」という病名を告げられました．もやもや病は脳梗塞や脳出血の原因にもなるとのことです．

もやもや病とは？

どんな人がなりやすいですか

　もやもや病は内頚動脈の終末部が狭くなり異常な血管網が形成される病気で，原因はまだよくわかっていません．小児期（10歳未満）と成人期（20代後半〜30代以降）がもやもや病の好発年齢になります．家族性に発症する場合もあり，近年では特定の遺伝子が発症に関与することも明らかになっています．また，もやもや病の罹患は日本人をはじめとしたアジア人に多いことも知られています．

どんな病態ですか

　内頚動脈が徐々に細くなって血流が悪くなると，これを補うために脳内の細い血管が発達し，「もやもや血管」と呼ばれる異常な血管網が形成されます．もやもや病は脳の血流が不安定になるため，典型例では杉本さんのように一過性脳虚血（transient ischemic attack：TIA）症状を引き起こし，一時的な運動障害や言語障害，視野障害や感覚障害，いわゆる高次脳機能障害など，さまざまな症状をきたします．口のまわりや手足のしびれ，頭痛といった比較的軽い症状がきっかけで発見されることもあれば，行動がおかしくなったり，けいれん発作を起こすような場合もあります．TIAでは血流の回復とともに症状も消失しますが，脳への血流が回復せずに途絶してしまった場合は，その領域は脳梗塞となります．また，もやもや血管は構造が脆いため，もやもや病は脳出血の原因にもなります．なお，内頚動脈は交通動脈とともにウィリス動脈輪（6頁参照）を形成しますが，もやもや病はウィリス動脈輪閉塞症とも呼ばれています．

 若年性脳梗塞

　生活習慣病を背景として生じる脳梗塞は加齢とともにリスクが高まりますが，血圧が正常で動脈硬化のない40代ぐらいの若年者でも，脳梗塞を発症する場合があります．もやもや病以外に，抗リン脂質抗体が陽性であると血液凝固系に異常をきたし，脳梗塞のリスクが高まります．抗リン脂質抗体陽性は全身性エリテマトーデスなどの膠原病患者でみられます．不整脈や心臓の器質的疾患も脳梗塞の原因となりますが，胎生期に左右の心房を繋げていた卵円孔が出生後も開存していると，深部静脈血栓など静脈系にできた血栓が動脈に飛んで塞栓症を起こすことがあります．卵円孔開存のように静脈と動脈の血流が交わってしまうこと（右左シャント）により，静脈にできた血栓が動脈を閉塞する病態は，奇異性塞栓と呼ばれます．

　これらの他，動脈解離なども若年者の脳梗塞の原因となります．

どのように診断されますか

　もやもや病の診断は，カテーテルを用いた脳血管造影検査で行います．脳血管造影検査は鼠径部，あるいは上肢からカテーテルを挿入し，X線を通さない造影剤を注入して特定の血管を透視します．MRAに比べると細かい血管まで視覚化することができ，血流の様子も動画として記録することができます．このような血管造影検査は画像をデジタル処理して血管を見やすくするためにDSAとも呼ばれます．

　もやもや病では内頸動脈終末部に狭窄もしくは閉塞があり，異常な血管網である"もやもや血管"が認められます．小児などでは血管造影検査は行わず，MRAなどで診断されるケースもあります．病変は片側の場合と，両側の場合があります．ただし，動脈硬化などが血管狭窄や閉塞の原因となっている場合は，もやもや病の診断基準には当てはまりません．自己免疫性疾患や染色体異常などの病気を背景として"もやもや血管"が形成される場合は，"類もやもや病"と呼ばれる場合もあります．

 ## 治療はどう進められますか

　もやもや病で脳梗塞や脳出血を合併した場合は，まずはそれぞれの脳卒中としての病態に応じた急性期治療を行います．脳虚血（TIAを含む）を発症した症例には，全身状態が落ち着いた段階で外科的治療が検討されます．

　外頸動脈の枝である浅側頭動脈（superficial temporal artery：STA）を中大脳動脈（middle cerebral artery：MCA）につなぐSTA-MCA吻合術（図3）が代表的な術式になります．血管を繋ぎ変えて狭窄した部位を迂回するような血液の通り道（バイパス）を新たに作ることで，血流が不足しないようにします．なお，手術の適応や脳虚血となるリスクを検討するためには，photon emission tomography（PET）やsingle photon emission computed tomography（SPECT）（図4）などの脳循環代

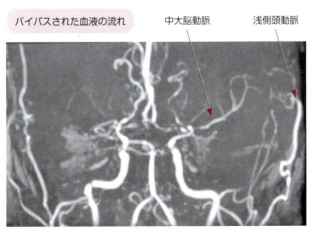

図3　STA-MCAバイパス術後
浅側頭動脈から中大脳動脈に血液が送られている．

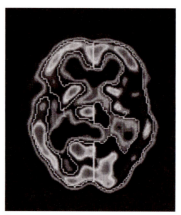

図4 もやもや病患者のSPECT所見
左半球で血流が低下している．

謝を評価する核医学検査が行われます．脳出血に関してはバイパス手術によって再発率を低くすることができるという報告もされていますが，必ずしもその有効性は確立していません．

症状がなく血管の狭窄が検診などで見つかった場合などは，血圧や脂質異常症，糖尿病などの脳卒中危険因子の管理を行います．出血のリスクもあるため，無症候性の場合には抗血小板薬は原則として使用しません．

 ## 予後はどうですか

脳出血や脳梗塞の合併例は予後不良とされています．適切な外科治療が行われれば，TIAや脳梗塞の発症などリスクを軽減することができます．もやもや病では手術をしていない側も含め，血管の状態，無症候性の梗塞や出血の有無などを長期的にフォローする必要があります．

（山田　深）

杉本さんのその後

　杉本さんは検査が終わった後，一旦自宅に退院しましたが，また同じような発作を繰り返し，脳の一部は脳梗塞となり右手のしびれが続くようになってしまいました．杉本さんは主治医と相談してバイパス手術を受けることにしました．手術は無事に終了し，その後は発作を起こすことなく基本的に普段どおりの生活を過ごすことができています．症状はないものの反対側の右内頚動脈にも狭窄があり，定期的に画像検査を受けるようにしています．

Another Case

　もやもや病は杉本さんのようにTIAがきっかけで発見さる場合もあれば，脳出血や脳梗塞を発症して精査した結果，もやもや血管が見つかり診断に至る場合もあります．小児では虚血症状が多くみられ，熱いものを冷ますために息をフーフーと吹きかけたり，大声で啼泣したりすると脳の血流が低下しTIAを起こすことがあります．一方，成人例では脳出血の割合が増えるとされています．

　脳卒中は一般的には高齢者に多い病気ですが，若年発症の場合はもやもや病の可能性も考えた鑑別診断が必要になります．

MEMO

12 特発性正常圧水頭症

　佐藤修三さん(仮名)は70歳です．奥さんと2人暮らしですが，車で15分位のところに長女家族が住んでいます．佐藤さんは生来健康で，入院したことがないのが自慢です．ところが，半年程前から歩行時に足を引っ掛けてよく転ぶようになり，歩き方もおかしく身体をのけぞってガニ股で小刻みに歩くようになっていました．奥さんによると「何もしないでボーっとしていて無表情のことが多くなり，新聞にも目を通さなくなりました．ときどきトイレが間に合わないようでパンツを濡らすこともあります」と認知症が心配な様子です．

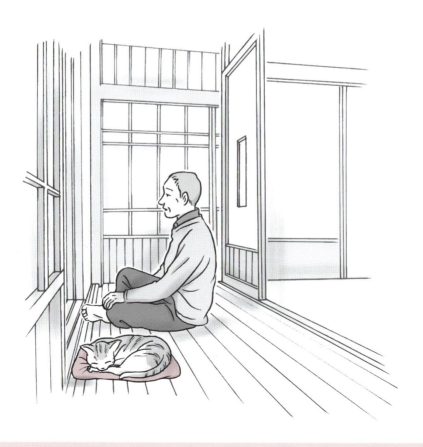

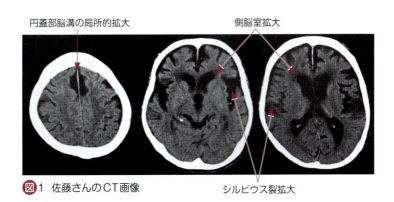

図1 佐藤さんのCT画像
円蓋部脳溝の局所的拡大
側脳室拡大
シルビウス裂拡大

　結局，長女に連れられて近くの病院の神経内科を受診し，CTを撮ってもらいました（図1）．医師からは，「脳室が大きくなっています．認知症で脳の萎縮が原因のこともありますが，正常圧水頭症といって髄液が詰まって脳室が拡大している場合も考えられます」，「水頭症であれば治療できるので，入院して検査したほうがいいでしょう」と説明され，そのまま入院しました．

　入院翌日には，横向きに寝て腰骨に針を刺して髄液を抜く検査をしましたが，それを行った日の午後は調子がよくて，歩き方もよくなった気がしました．その他にも検査を受けましたが，最終的に主治医から，「診断は正常圧水頭症です．命にかかわる病気ではありませんが，進行すると歩けなくなり認知症も進みます」と言われました．加えて，「髄液をプラスチック製の管でおなかの中に送る手術をすることで多くは改善しますが，個人差があるので確実に効くとは限りません．しかし簡単な手術ですので，ぜひやるべきです」と勧められ，手術の合併症について詳しい説明を受けました．そして，脳外科に転科して手術を受けてから，その後のリハのために回復期病院に転院することになりました．

特発性正常圧水頭症とは？

 どんな人がなりやすいですか

正常圧水頭症(normal pressure hydrocephalus；NPH)は，1965年に米国の医師HakimとAdamsらが報告した歩行障害，認知障害，尿失禁を三徴とする比較的新しい疾患単位です．特発性NPHは60歳以降で特に高齢者に発症する原因不明のNPHです．認知障害が前景になると，アルツハイマー病やうつ病との鑑別が難しい疾患ですが，詳しく調べると認知症のうち5％くらいは特発性NPHといわれています．重要なことは治療可能な認知症(treatable dementia)の1つである点で，積極的に検査をすることが勧められます．

 どんな病態ですか

水頭症とは，髄液が脳室に過剰に貯留した状態です．髄液は脳室内の脈絡叢(側脳室，第三脳室，第四脳室)で約500mL/日生産され，側脳室→モンロー孔→第三脳室→中脳水道→第四脳室→第四脳室のルシュカ孔とマジャンディ孔を通り，くも膜下腔へ出て，上矢状静脈洞内に露出するくも膜顆粒から吸収されます(図2)．脳ヘルニアで中脳水道が閉塞したり，脳室内の腫瘍が開口部に嵌頓したりすれば，側脳室や第三脳室に髄液が貯留して非交通性の水頭症になります．

一方，この経路に閉塞がなくて起こる水頭症は交通性水頭症といわれます．脳室拡大があっても頭蓋内圧が軽度上昇～正常域でNPHと呼ばれる所以です．その代表がくも膜下出血や髄膜炎後に髄液の吸収が低下して起こる続発性NPHです．そして，原因がわからないものが特発性NPHということになります．

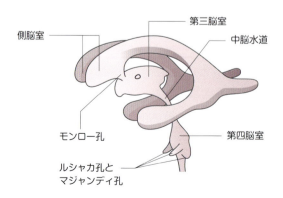

図2 髄液の流れ

どのように診断されますか

特発性NPHは，①60歳以上，②三徴（歩行障害，認知障害，尿失禁）のうちの1つ以上の症状がある，③CT画像で脳室拡大がある，もののくも膜下出血や髄膜炎の既往がない場合に疑います．

三徴の中でもっとも早期に認められ，かつ多いのは歩行障害です．①小刻みで，②歩隔は広く(wide-base)，③すり足で容易に転倒します．認知障害では初期は物忘れがみられますが，徐々に自発性低下が目立ってきます．尿失禁は切迫性失禁，すなわち尿意を催しても間に合わずに起こる失禁です．

画像上は単に脳室拡大があるだけでなく，シルビウス裂の拡大や円蓋部脳溝の局所的拡大がよく見られます．また，前額面で見ると高位円蓋部大脳正中部のくも膜下腔狭小化も認めます．さらに，腰椎穿刺でアイソトープや造影剤を注与し，くも膜下腔で吸収されずに停滞する髄液像をとらえることも参考になります．

しかし，もっとも確実な診断は髄液を抜き取って，症状が改善するかどうかを確認することです．髄液排除試験(CSF tap test)は腰椎穿刺を行って髄液を30～40mLを1度に抜いて症状の変化をみます．もちろん，正常圧，つまり脳脊髄液圧≦200mmH₂Oであることを確認します．一方，持続ドレナージ試験(drainage test)では，腰椎穿刺した管を残して，数日間，留置バッグに髄液を誘導して変化をみます．髄液を排除することで歩行や認知機能の改善の有無を定量的に観察するわけです．

治療はどう進められますか

髄液を脳室から腹腔へ誘導する脳室-腹腔シャント(VP shunt)，腰椎から腹腔へ誘導する腰椎-腹腔シャント(LP shunt)などがあります(図3)．シャント管の途中には一方向性のバルブとリザーバーが付いています．

リザーバーを埋設する部位は通常，前頭部正中からやや外側にします．頭蓋骨に直径2cm程度の穴を開け，硬膜を切開して脳表から脳室内に向かって管を挿入しますが，30

脳室-腹腔シャント
(VP shunt)
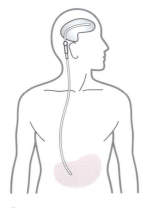

腰椎-腹腔シャント
(LP shunt)
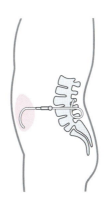

図3 髄液シャント手術

分程度の簡単な手術です．なお，患者は高齢なこともあり廃用症候群を伴っていることがほとんどなので，術後にはリハを行う必要があります．

 予後はどうですか

特発性NPHを確定すればシャント術による症状改善は80〜90%にみられます．改善が明らかなのは歩行障害，次に尿失禁で，認知症はそれらと比べて残りやすい症状とされます（コラム❶）．

シャント術には後になって起こる合併症があります．その1つは，シャント管が詰まって起こる頭蓋内圧上昇です．頭痛，悪心嘔吐，傾眠状態，精神機能低下などが起こります．また，2つめにシャント感染も起こりえますが，必ずしもシャントを除去しなくても，抗生剤投与で抑えられる例もあります．そして3つめが，髄液の過剰流出（オーバードレナージ）です．立位で誘発される頭痛，悪心嘔吐が特徴です．シャント・バルブの設定圧を高めることで対応できます．

（岡島康友）

 認知症の治療

　アルツハイマー型認知症の根本的治療はまだ見つかっていません．したがって，同じ認知症でも治療可能な疾病は見逃してはなりません（68頁参照）．その1つがNPHですが，その他に慢性硬膜下血腫や甲状腺機能低下症，あるいは鑑別が難しい高齢者のうつ病です．これらは手術や薬物療法で劇的に改善できます．
　一方，アルツハイマー型認知症への対応の基本は非薬物療法にあります．繰り返し現実認識をしたり（reality orientation），音楽やペットを使ったり，患者の過去の回想（reminiscence）を促したり，また医療者自身も現状の患者を愛護的に受け入れること（validation）で症状緩和を目指します．また，有酸素運動など運動療法も行われ，有効例も報告されています．いずれにしても，認知症を理解して，個別に評価対応することが重要とされています．また，MCI (mild cognitive impairment)といいますが，通常の物忘れ程度の軽い認知障害の段階で介入して，真の認知症への進展を遅らせようとする努力も重要です．
　薬物療法では，記憶障害や失見当識といった中核症状の進行予防にコリンエステラーゼ阻害薬が有効です．従来，わが国では当初ドネペジル（アリセプト®）しか認可されていませんでしたが，現在は多くの内服薬や貼付薬が使用可能となっています．
　一方，認知症で問題となるのはBPSD (behavioral-psychological symptoms of dementia)と総称される夜間せん妄や徘徊といった周辺症状です．中核症状がもとで起こる環境誤認が原因となることが多く，これに対しては原因を分析して環境を調整することが重要となります．不穏だからといって，安易に抗精神薬を投与するのは症状の悪化を招くこともあるので要注意です．

佐藤さんの その後

　髄液シャント術後に回復期リハ病院へ転院した佐藤さんですが，頭痛を訴えるためCTを撮ってもらったところ，少量の慢性硬膜下血腫が見つかりました．早速，元の病院の脳外科に戻ることになりました．原因はバルブの設定圧が低すぎて起こったオーバードレナージと判明しました．頭の外からトランスミッターで設定圧を上げて，起立しても頭痛が起こらないことと硬膜下血腫が改善したことを確認して，1週間後には回復期リハ病院に復帰しました．回復期リハ病院退院時点では外も1人で歩けるようになっていました．

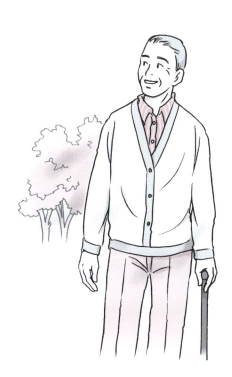

12 特発性正常圧水頭症

和文

あ

アスピリン	54, 62
アテローム血栓性脳梗塞	12, 58
アテローム硬化	60
アミロイド血管炎	38
アミロイド血管炎性皮質下出血	36
アミロイド斑	38
アミロイドβ	38
アルガトロバン	62
アルツハイマー型認知症	39, 68, 96
アルツハイマー病	38
アンギオテンシン変換酵素阻害剤	54
アンギオパチー	38
悪性脳腫瘍	76

い

易転倒	69
意識障害	27, 75
遺伝子組み換え組織型プラスミノーゲンアクチベータ	45
一過性脳虚血	86
一過性脳虚血発作	12, 61

う

ウィリス動脈輪	6, 86
ウィリス動脈輪閉塞症	86
ウェクスラー記憶検査	81
ウェルニッケ野	44
運動学習	26
運動失調症	80
運動麻痺	32, 75
運動野	3

え

延髄	2, 5
嚥下障害	53, 75
嚥下造影検査	55

お

オーバードレナージ	96
オザグレルナトリウム	54
温痛覚障害	53

か

ガンマナイフ	76
がんリハビリテーション	76
下垂体腺腫	75
化学療法	76
仮性球麻痺	56
過換気状態	25
海綿状血管腫	32
開頭減圧術	27
外頚動脈	5
外傷性脳損傷	13, 78
外転神経	32
咳嗽反射	54
拡散強調画像	8
核磁気共鳴画像法	7
片足立ち	69
片麻痺の評価	27
間欠ネラトン法	55
感覚障害	75
感覚上行路	32
感覚野	3
眼球運動障害	32
眼瞼下垂	53
顔面神経	32

き

キサントクロミー	17
気道感染徴候	54
奇異性塞栓	45, 86
記憶欠落期間	81
基底核	5
機能的自立度評価法	48
脚間槽	15, 16
急性硬膜下血腫	68
球麻痺	53
強化学習	26
教師なし学習	26
境界域梗塞	61
橋	2, 32
橋枝	6
橋出血	24, 30, 32
橋槽	16
橋前槽	5
局所性損傷	80

く

クリッピング術	17
クロピドグレル	54, 62
グリオブラスーマ	75
グリオーマ	74
くも膜	16
くも膜下出血	12, 1

け

経胸壁超音波	46
経口抗凝固薬	46
経口抗血小板薬	54
経食道超音波検査	46
経皮的内視鏡下胃瘻造設術	55
軽度外傷性脳損傷	80
頸動脈ステント留置術	63, 65
頸動脈内膜剥離術	63, 65
血圧管理	38
血管造影検査	9, 17
血管内凝固症候群	63
血管内治療	46
血行力学的機序による脳梗塞	60
血性髄液	17
血栓溶解療法	46
原発性脳腫瘍	74
減圧開頭術	49

こ

コイル塞栓術	17
コリンエステラーゼ阻害薬	96
誤嚥性肺炎	27
口囲のしびれ	26
巧緻運動学習	26
広範囲定位放射線治療	76
交通性水頭症	94
抗リン脂質抗体	86
抗凝固薬	62
抗凝固療法	46
抗血小板剤	62
抗血小板剤二剤併用療法	62
抗血小板薬	63
後下小脳動脈	5, 6

後大脳動脈	5, 6, 61
後頭葉	2
降圧療法	33
高血圧性脳内出血	17, 26
高次脳機能障害	19, 38, 75, 80
――のリハビリテーション	82
高次脳機能障害患者友の会	83
高次脳機能障害支援コーディネーター	82
硬膜	16
硬膜外血腫	68
構音障害	53, 75

さ

サブスタンスP	54
三叉神経	32
三次元CT脳血管造影	17

し

シルビウス裂	4
シルビウス裂拡大	93
シロスタゾール	62
四丘体槽	15, 16
脂質塊	60
視覚・視野障害	75
視覚野	3
視床	4
視床出血	22, 24
視床痛	26
自発性低下	95
自発痛	26
持続ドレナージ試験	95
磁気共鳴血管造影	9
軸索損傷	80
失語	75
失調	53
失調症状	32
失調性呼吸	25
社会的行動障害	81
若年性海綿状血管腫	30
若年性脳梗塞	86
重積発作	75
縮瞳	53
除脳硬直肢位	25
除皮質硬直肢位	25
小動脈壊死	24

小脳	2
小脳テント	25
小脳出血	24
小脳扁桃ヘルニア	26
症候性てんかん	75
障害者雇用促進法	33
上小脳動脈	5, 6
情動障害	80
心エコー検査	46
心原性脳塞栓症	12, 42
心臓超音波検査	45
心房細動	44
身体障害者福祉法	33
神経核	32
神経膠芽腫	74, 75
神経膠腫	74
神経鞘腫	75
神経脱落症候	61
深部静脈血栓症	27
人格変化	80

す

遂行機能障害	81
随意運動介助型電気刺激装置	28
髄液	94
――の過剰流出	96
髄液シャント手術	95
髄液排除試験	95
髄芽腫	74, 75
髄膜刺激症状	16
髄膜腫	75

せ

正常圧水頭症	13, 68, 94
精神障害者保健福祉手帳	83
赤色血栓	60
脊髄	2
脊髄中心管	3
穿通枝	52
穿頭血腫除去術	69
選択的トロンボキサンA2合成酵素阻害剤	54
前下小脳動脈	5, 6
前交通動脈瘤	16
前大脳動脈	5, 6, 60
前頭葉	2
前脈絡叢動脈	6

そ

総頸動脈	5
側頭葉	2
側脳室	3
側脳室拡大	93
塞栓源	44
塞栓子	44
塞栓症	44
続発性正常圧水頭症	19
続発性NPH	94

た

対光反射	25
大後頭孔ヘルニア	26
大脳	2
大脳鎌	25, 75
大脳皮質	3
第三脳室	3, 4
第四脳室	3, 4

ち

地域包括ケア	39
治療可能な認知症	94
中心溝	3
中枢神経	2
中大脳動脈	5, 6, 60
中大脳動脈瘤	16
中脳	2, 5
中脳水道	5
注意障害	81
聴神経	32
直接作用型経口抗凝固薬	46

つ

椎骨動脈	5, 6
椎骨動脈解離	52
椎骨脳底動脈	61

て

てんかん発作	75
転移性脳腫瘍	74
転倒	69

と

トッドの麻痺	75
トルーソー症候群	63
ドネペジル	96
徒手筋力テスト	27
疼痛過敏	26

透明橙黄色化	17
頭頂葉	2
頭部打撲	68
動脈原性塞栓	45, 60
瞳孔	25
特発性てんかん	75
特発性正常圧水頭症	92
特発性NPH	94
閉じ込め症候群	35

な

内頚動脈	5, 6, 60, 85, 86
内頚動脈狭窄症	63
内頚動脈瘤	16
内服コントロール	63
内包	4
軟膜	16

に

尿失禁	95
人形の目反応	25
認知・行動障害	80
認知症	38, 68, 94
認知症症状	75

の

脳ヘルニア	25, 26
——の症候	25
脳の萎縮	69
脳の横断面	3
脳の解剖	2
脳の基本的構造	2, 3
脳の機能	2
脳幹	2, 53
脳幹出血	32
脳血管造影検査	87
脳梗塞	12, 50
脳室	3
脳室ドレナージ術	27
脳室穿破	29
脳室-腹腔シャント	95
脳疾患のフローチャート	12
脳腫瘍	13, 72
脳腫瘍組織分類	74
脳出血	22, 30
脳槽	16
——の構造	16
脳卒中	12
脳卒中ケアユニット	43

脳底動脈	5, 6
脳底動脈瘤	16, 18
脳動静脈奇形	17
脳動脈の還流域	7
脳動脈の分岐	6
脳動脈瘤	16
——の好発部位	16
脳内出血	12, 24
脳浮腫対策	38

は

バイパス	87
バイパス手術	88
パーキンソン症状	54
胚細胞腫瘍	75
肺塞栓症	27
徘徊	96
白色血栓	60
半側空間失認	39

ひ

びまん性損傷	80
皮質下出血	38
被殻	4
被殻出血	24
尾状核出血	24
微小出血	24, 25
左内頚動脈瘤	15
左半球	3

ふ

ブローカー野	44
プラーク	60
不安定プラーク	60
部分発作	75
複視	32
分枝粥腫型梗塞	53
分水嶺梗塞	61

へ

ヘパリン	62

ほ

ホイブナー動脈	6
歩行障害	95
放線冠	4
発作性心房細動	45

ま

マジャンディ孔	94
麻痺	19
慢性硬膜下血腫	13, 66, 68

み

ミッドラインシフト	49
未破裂動脈瘤	19
右半球	3

む

無症候性梗塞	52
無発汗	53

め

めまい	53

も

モンロー孔	94
もやもや血管	85, 86
もやもや病	13, 84

や

夜間せん妄	96

ゆ

疣贅	44

よ

腰椎-腹腔シャント	95

ら

ラクナ梗塞	12, 50
卵円孔開存	86

り

リハビリテーション工学	35
リバーミード行動記憶検査	81

る

ルシャカ孔	94

れ

レスパイト・ケア・サービス	29
レンズ核線条体動脈	6

ろ

老人斑	38

わ

ワーファリン	46
ワレンベルグ症候群	53

数字

3D-CTA	17

欧文

A

A to A 塞栓子	65
ABCD^2 スコア	61
ACA	5, 6, 60
ACE 阻害剤	54
AchoA	6
AICA	5, 6
anatomic scanning	9
anterior cerebral artery	5
anterior choroidal artery	6
anterior inferior cerebellar artery	5
Artery to Artery 塞栓子	65

B

BA	5, 6, 61
BAD	54
BADS	81
basilar artery	5
basiparallel	9
behavioral-psychological symptoms of dementia	96
Behavioural Assessment of the Dysexecutive Syndrome	81
BPAS 画像	9
BPSD	96
branch atheromatous disease	53
Broca 野	3, 44
BRS	27
Brudzinski 徴候	17
Brunnstrom Recovery Stage	27

C

carotid artery stenting	63
carotid endarterectomy	63
CAS	63
CCA	5
CEA	63
cerebral aneurysm	16
CHADS 2 スコア	46
CI 療法	26
computed tomography	7
constraint-induced therapy	26
CT	7

D

D-dimer	63
DIC	63
diffusion weighted image	8
digital subtraction angiography	9, 87
Direct Oral Anticoagulant	46
DOAC	46
DSA	9, 17, 87
DWI	8

E

ECA	5
external carotid artery	5

F

FDP	63
FIM	48
Fisher 分類	18, 19
FLAIR 画像	8
fluid attenuated inversion recovery	8
FMA	27
Fugl-Meyer Assessment	27
Functional Reach テスト	69

H

Heubner 動脈	6
Horner 徴候	53
Hunt & Kosnik 分類	18

I

ICA	5, 6, 60
ICH	24
internal carotid artery	5
intracerebral hemorrhage	24

K

Kernig 徴候	17

L

lenticulostriate artery	6

locked-in症候群　　　35
LP shunt　　　　　　95
LSA　　　　　　　　6

M

magnetic resonance
　angiography　　　　8
magnetic resonance
　imaging　　　　　　7
Manual Muscle Test　27
MCA　　　　　5, 6, 60
MCI　　　　　　　　96
microbleeds　　　　　24
middle cerebral artery　5
mild cognitive impairment
　　　　　　　　　　96
mild TBI　　　　　　80
MMT　　　　　　　　27
Motricity Index　　　27
MRA画像　　　　　　8
MRI　　　　　　　7, 8
MTBI　　　　　　　80

N

National Institute of Health
　Stroke Scale　　　　45
NIHSS　　　　　　　45
normal pressure
　hydrocephalus　19, 94
NPH　　　　　　19, 94

P

PCA　　　　　5, 6, 61
PEG　　　　　　　　55
PICA　　　　　　5, 6
posterior cerebral artery　6

posterior inferior
　cerebellar artery　　5
post-traumatic amnesia　81
PTA　　　　　　　　81
putaminal ICH　　　24

R

RBMT　　　　　　　81
recombinant tissue-type
　plasminogen activator　45
Rivermead Behavioural
　Memory Test　　　81
rt-PA　　　　　　　45
rt-PA静注療法　　　　45

S

SAH　　　　　　　　16
SCA　　　　　　　　6
SCU　　　　　　　　43
SIAS　　　　　　　　27
single photon emission
　computed tomography 87
SPECT　　　　　　　87
STA-MCA吻合術　　　87
Stroke Impairment
　Assessment Scale　27
subarachnoid hemorrhage
　　　　　　　　　　16
superior cerebellar artery
　　　　　　　　　　5

T

T1強調画像　　　　7, 8
T2*強調画像　　　　　8
T2強調画像　　　　7, 8
TBI　　　　　　　　80

thalamic ICH　　　　24
TIA　　　　　　61, 86
Time Up and Goテスト　69
Toddの麻痺　　　　　75
transient ischemic attack
　　　　　　　　61, 86
traumatic brain injury　80
treatable dementia　　94
Trousseau症候群　　　63

U

unilateral spatial neglect
　　　　　　　　　　39
USN　　　　　　　　39

V

VA　　　　　　　　5, 6
vertebral artery　　　5
VF　　　　　　　　　55
VP shunt　　　　　　95

W

Wallenberg症候群　　　53
WCST　　　　　　　81
Wechsler Memory Scale-
　Revised　　　　　　81
Wernicke野　　　　3, 44
WFNS分類　　　　　18
wide-base　　　　　　95
Wisconsin Card Sorting
　Test　　　　　　　81
WMFT　　　　　　　27
WMS-R　　　　　　81
Wolf Motor Function Test 27
World Federation of
　Neurological Surgeons 18

| 臨床につながる 脳疾患学 | ISBN978-4-263-21672-9 |

2017年9月25日 第1版第1刷発行

編著者 岡 島 康 友
発行者 白 石 泰 夫
発行所 医歯薬出版株式会社
〒113-8612 東京都文京区本駒込1-7-10
TEL.(03)5395-7628(編集)・7616(販売)
FAX.(03)5395-7609(編集)・8563(販売)
http://www.ishiyaku.co.jp/
郵便振替番号 00190-5-13816

乱丁,落丁の際はお取り替えいたします　　印刷・木元省美堂／製本・愛千製本所
Ⓒ Ishiyaku Publishers, Inc., 2017. Printed in Japan

本書の複製権・翻訳権・翻案権・上映権・譲渡権・貸与権・公衆送信権(送信可能化権を含む)・口述権は,医歯薬出版㈱が保有します.
本書を無断で複製する行為(コピー,スキャン,デジタルデータ化など)は,「私的使用のための複製」などの著作権法上の限られた例外を除き禁じられています.また私的使用に該当する場合であっても,請負業者等の第三者に依頼し上記の行為を行うことは違法となります.

JCOPY <㈳出版者著作権管理機構 委託出版物>
本書をコピーやスキャン等により複製される場合は,そのつど事前に㈳出版者著作権管理機構(電話 03-3513-6969, FAX 03-3513-6979, e-mail：info@jcopy.or.jp)の許諾を得てください.